Jana Haas
Wulfing von Rohr

Heilung mit der
Kraft der Engel

Jana Haas
Wulfing von Rohr

Heilung mit der Kraft der Engel

Das Praxisbuch zum energetischen
Heilen von Körper und Seele

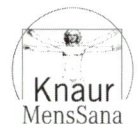

Die Folie des Schutzumschlags sowie die Einschweißfolie
sind PE-Folien und biologisch abbaubar.
Dieses Buch wurde auf chlor- und säurefreiem Papier gedruckt.

Besuchen Sie uns im Internet: www.droemer-knaur.de
Alle Titel aus dem Bereich MensSana finden Sie im Internet unter
www.knaur-mens-sana.de

Originalausgabe
Copyright © 2009 Knaur Verlag
Ein Unternehmen der Droemerschen Verlagsanstalt
Th. Knaur Nachf. GmbH & Co. KG, München
Alle Rechte vorbehalten. Das Werk darf – auch teilweise – nur
mit Genehmigung des Verlags wiedergegeben werden.
Umschlaggestaltung: ZERO Werbeagentur, München
Umschlagabbildung: FinePic München; Illustration: Carolin Liepins
Satz: Adobe InDesign im Verlag
Druck und Bindung: CPI - Ebner & Spiegel, Ulm
Printed in Germany
ISBN 978-3-426-65633-4

2   5   4   3

Inhalt

1. Träger des Lichts: Wer wir wirklich sind 7
2. Ängste und Entwicklungsschritte zur Heilung ... 12
3. Engel, ihre Funktionen und ihre Heilkräfte 20
4. Kontakt und Heilung mit Schutzengeln 45
5. Engelbotschaften als Grundlage für Heilarbeit ... 52
6. Formen der energetischen Wahrnehmung 61
7. Körperliche und geistige Wahrnehmungen
   von Lichtwesen 68
8. Bewusstseinsebenen 77
9. Traum- und Symbolarbeit 87
10. Symboldeutung für Träume, Engelbotschaften
    und Visionen 101
11. Aura- und Chakra-Schau 121
12. Heilung mit Heilsymbolen, Gebeten
    und Segnungen 126
13. Besondere psychologische Hintergründe
    von Krankheit und Heilung 159
14. Gesundheitsbeschwerden aus der Sicht
    der Erfahrungsheilkunde 166
15. »Widersacherkräfte« 192
16. Energetische Arbeit über die Hände 208
17. Weitere Praxistipps 221
18. Cosmogetic: Selbst Engelbotschaften
    übermitteln und geistige Heilarbeit leisten 230
Anhang 249

Wichtiger Hinweis

Dieses Buch dient der Information über spirituelle Sichtweisen sowie über persönliche Erfahrungen mit ganzheitlichen Vorbeugungsmethoden und begleitenden psychosomatischen und seelischen Maßnahmen zur Stärkung der Selbstheilungskräfte und der Persönlichkeit. Es ersetzt bei Gesundheitsbeschwerden oder Krankheiten weder Diagnose noch Therapie durch seriöse ausgebildete, geprüfte und amtlich zugelassene BehandlerInnen. Wenn Sie also unter akuten oder chronischen Beschwerden leiden, suchen Sie bitte kompetente fachliche Hilfe durch entsprechende Ärzte, Heilpraktiker oder Psychologen, die auch für eine ganzheitliche Betrachtung und Behandlung offen sind.

Lesehinweis

Aus Gründen der sprachlichen Vereinfachung verwendet die Autorin meistens die übliche männliche Sprachform. In Übungen und direkten Erklärungen zur Anwendung von Gebeten und Symboldeutungen verwendet die Autorin die direktere Du-Form; sonst die Sie-Form.

1.
Träger des Lichts:
Wer wir wirklich sind

Was die unzerstörbare ewige Eigenschaft jedes Menschen ist. Wie wir die unerschöpfliche Quelle des Lichts in uns entdecken. Wie wir diese Kraft für die Heilung auf allen Ebenen des Lebens nutzen können.

Wir Menschen sind Träger des Lichts in der Materie. Wir haben die Aufgabe, das Gleichgewicht des Lebens in Harmonie zu bewahren. Wir sind dabei zu lernen, mit Freud und Leid sowie mit Seligkeit und Niedergeschlagenheit gleichermaßen ausgeglichen umzugehen. Unsere individuelle Aufgabe ist es, als »Kanal« die Verbindung zum Licht aufrechtzuerhalten, um so zu erkennen, dass wir selbst auch göttliches Licht sind. Unsere kollektive Aufgabe ist es, wenn und nachdem wir erkannt haben, dass wir göttliches Licht sind, aus dieser Erfahrung und mit diesem Wissen unser Leben bewusster zu gestalten und anderen Menschen zu helfen, dieselbe Erfahrung zu machen.

Wir haben heute Zugriff auf viele verschiedene Traditionen, Formen und Methoden der Heilung aus unterschiedlichen Kulturen. Jedoch: Ein Allheilmittel gab und gibt es auch natürlich jetzt nicht. Vielmehr besteht die Aufgabe

– aber auch die bisher einmalige Chance – zur Heilung darin, aus dem eigenen Leben individuelle Ansätze und Wege zu finden.

Nur in der Begegnung mit sich selbst, mit dem wahren Selbst, entwickelt sich die Kraft des Urvertrauens. Und diese Kraft ist die notwendige Voraussetzung für eine echte und dauerhafte Heilung. Urvertrauen bedeutet, ohne Urteile und Vorurteile, ohne traditionelle einengende Sichtweisen oder begrenzende persönliche Muster zu leben. So leben wir in einer vollen Klarheit, die nicht durch das Auf und Ab oder gar ein Chaos von Gedanken und Gefühlen verschleiert wird. Erst dann können wir Sinn im Leben bei jedem einzelnen Schritt und Ereignis erkennen, nur dann spüren wir die ungetrübte Verbindung zu den lichten Kräften des Himmels. Damit entsteht eben das, was wir Urvertrauen nennen: die Gewissheit, dass wir als Licht vom Lichte immer des Heils und der Heilung würdig sind und uns die Kräfte des Himmels immer zufließen. In dieser inneren Haltung ist der Mensch offen für die Heilkräfte aus der höchsten Quelle. Mit wachsendem Urvertrauen können wir in Freude immer mehr Hindernisse und Belastungen loslassen und ein Heilsein erfahren.

Unsere Zeit heute unterscheidet sich von der Vergangenheit dadurch, dass der Selbstwert im Einklang mit dem Universum eine bedeutende Rolle für den Lebenssinn und die ganzheitliche Heilung spielt. Ein Selbstwert also, der nicht auf Kosten anderer entsteht, der sich nicht als Folge von Konkurrenz oder Gegnerschaft entwickelt, sondern im Bewusstsein, ein wichtiger Teil einer großen Ganzheit zu sein.

Wir müssen (und sollen) kein Einsiedlerdasein führen, wie es Menschen früher oft taten, um Spiritualität und Heiligkeit zu entfalten. Heute kann und soll bewusstes Leben und Heilung eingebettet in Familie, Beruf, Alltag und Leben in der Welt erfolgen – gerade wenn wir dabei die Verbindung zum göttlichen Licht und seinen Boten, den Engeln, bewusst pflegen.

Wir Menschen sind Licht und Stofflichkeit, Körper und Geist, Herz und Seele. Wir sind vielschichtige individuelle Ganzheiten. Zugleich sind wir unauflöslich mit der Ganzheit des Lebens, des Universums und der unbenennbaren Schöpferkraft verbunden.
Heilung heißt in dieser Sichtweise einerseits bewusstes Leben, andererseits ganzheitliche Gesundheitspflege und Heilung.
Ganzheitlichkeit bedeutet auch, sich sowohl der Heilmittel aus der Natur als auch jener aus der Pharmazie zu bedienen, die Wege der Erfahrungsheilkunde ebenso zu gehen wie die Methoden der Schulmedizin einzusetzen.
Neben den beiden großen Ansätzen der Naturheilkunde und der wissenschaftlich-experimentellen Medizin gibt es eine dritte Methode: geistiges Heilen mit lichten Bewusstseinskräften. Hier spielt die Heilung mit Engeln und Engelkräften eine wesentliche Rolle. Um diesen dritten Ansatz soll es in diesem Buch gehen.

Dieser Ansatz öffnet den Lesern einen neuen Blick auf ganz praktische Möglichkeiten, mit der Kraft der Engel zu heilen. Es leitet dazu an, einen eigenen Zugang zur inneren Heilquelle zu entdecken und für sich und andere sinnvoll

zu nutzen. Es führt zu größerer Selbständigkeit, aktiviert (Selbst-)Heilungskräfte, hilft, energetische Kräfte auf ihren lichtvollen Ursprung zu überprüfen und genau und verlässlich mit ihnen umzugehen. Das Buch zeigt in leicht nachvollziehbaren Übungen, wie der Kontakt zu den eigenen Engeln aufgenommen und vertieft werden kann.
Heilarbeit mit der Kraft der Engel wird in diesem Buch verantwortungsvoll und fundiert erklärt. Wie sehen sich die Engel selbst, wie können wir uns mit ihnen austauschen? Wie können wir uns selbst und unsere Familie oder Freunde heilen, wie gehen wir als verantwortungsvoller Heiler mit Klienten um?

Das Buch leitet dazu an, im Kontakt und mit Hilfe von Engeln und lichtvollen Wesen aus der geistigen Welt Heilung auf der körperlichen, geistigen und seelischen Ebene zu fördern bzw. zu bewirken. Es zeigt, wie die Engel die Heilungsprozesse von Menschen begleiten, und es macht Heilkräfte der Engel persönlich erfahrbar.
Es ist für Menschen, die ihre energetische Wahrnehmung entwickeln wollen, sowie für jene, die sich und ihnen Nahestehende bei Heilungsprozessen unterstützen wollen. Das Buch spricht auch praktizierende Heiler und Heilerinnen an, die neue geistige Heilweisen kennenlernen möchten und die sich leicht anwenden lassen. Damit ist es ein Buch zur lichtvollen Bewusstwerdung, zur Selbstheilung und Heilung.
Darüber hinaus möchte es den Lesern auch einen eigenen Zugang verschaffen zur »Christuskraft«, dem inneren heilenden Licht in jedem Menschen. Es bietet praktische Übungen zur Selbstheilung und Heilung sowie auch Mög-

lichkeiten, andere HeilerInnen und Methoden zu überprüfen, ob sie auf dem Weg der Engel- und der Lichtarbeit wirklich weiterhelfen.

Unsere Zeit heute stellt an den Menschen andere Ansprüche als frühere Zeiten. Wir alle können heute viel mehr tun, leisten, schaffen, bauen, entwickeln, planen als Menschen in früheren Jahrhunderten und auch Jahrzehnten. Das Bewusstsein sehr vieler Menschen ist heute so offen und entwickelt, dass fast alle Menschen jetzt in der Lage sind, unabhängig zu sein, für sich selbst einzustehen, eigene Entscheidungen zu treffen, Eigenverantwortung zu übernehmen.

- Alle Menschen sind Träger des göttlichen Lichtes.
- Jetzt ist die Zeit reif, diese Tatsache neu zu entdecken.
- Daraus entwickelt sich die Kraft des Urvertrauens.
- Damit können wir uns für die Heilkräfte aus lichten geistigen Welten und für die Heilkräfte der Engel öffnen.

2.
Ängste und Entwicklungsschritte zur Heilung

Angst vor dem Tod und Angst vor dem wahren Glück sind zwei zentrale Ursachen, die den Zugang zur Quelle von Licht und Heilung blockieren. Wie wir diese beiden Ängste in ihren verschiedenen Ausdrucksformen erkennen und sie nach und nach auflösen können.

Wenn wir kein Urvertrauen besitzen, wird dieses »Vakuum« irgendwie gefüllt, meist von Angst. Ängste sind Hindernisse. Ängste hindern uns, unsere Einheit mit dem göttlichen Licht zu erkennen und ganz aus dieser Kraft zu leben. Die lichtvolle geistige Welt – und hier vor allem die Engel als Lichtboten – hilft uns, Ängste zu überwinden und loszulassen. Wir lernen also direkt von den Engeln.
So merkwürdig es vielleicht klingt: Die Angst vor dem Tod ist ein Spiegelbild der Angst vor dem Leben. Angst ist die Sorge, statt Fülle würde Mangel eintreten, statt des Lebens der Tod, statt unseres Seins ein Nichtsein erfolgen, ein Ausgelöschtwerden. Warum haben wir Angst vor dem Tod? Weil wir uns der Fülle des Lebens »danach«, des Weiterlebens im Jenseits nach dem Körperleben, nicht bewusst sind. Weil wir noch nicht erkannt und begriffen haben, dass wir wahrhaft göttliches Licht sind. Der Kontakt mit

der lichtvollen geistigen Welt sowie wiederholte und vertiefte Erfahrungen von Engelkräften und Engelbotschaften helfen uns, die Tatsache unserer geistigen Lichtnatur nach und nach zu spüren, zu sehen und anzunehmen.

Wahres Glück im Leben – dazu gehört sicher das Gefühl, bei sich selbst zu Hause zu sein, in sich zu ruhen und sich allzeit mit dem Himmel verbunden zu wissen. Warum sollten wir davor Angst haben? Warum sollten wir uns vor einem wahren Lebensglück fürchten? Vielleicht, weil es lichtvolle geistige Klarheit verlangt, weil wir gewohnte und liebgewordene Gedanken- und Gefühlsmuster voller Bewertungen und Sentimentalitäten loslassen müssten. Oder weil wir unsere Ego-Eigenheiten nicht mehr pflegen, weil wir uns nicht mehr an falsche Sicherheiten klammern könnten.
Aus diesen beiden Ängsten entstehen dann weitere Ängste, zum Beispiel Existenzängste, Angst der Einsamkeit, Angst vor Entwicklung, Angst vor Abhängigkeiten, Angst vor Gut und Böse, Angst vor Hilflosigkeit und Angst vor Gott.

Im Verlaufe der jetzt bald siebenjährigen Erfahrungen der Heilarbeit mit den Kräften der Engel habe ich eine Art Programm entwickelt, um systematisch und gezielt Ängste loszulassen und abzulegen. Im Heilerlehrgang I für Anfänger, der sieben Tage dauert, arbeiten wir mit speziellen Entwicklungsschritten zur Heilung. Diese Schritte dienen dazu, die verschiedenen Formen von Ängsten zu erkennen und aufzulösen. Die sieben Schritte oder Themen sind sozusagen die Säulen für das Heilen mit Engeln. Es sind:

Säule 1: Intuition und Herzenssprache
Säule 2: Bewusstseinsarbeit und aufrechtes Schauen ins Licht
Säule 3: Energie-Wahrnehmung und Feinstofflichkeit
Säule 4: Muster erkennen und über Begrenzungen hinausschauen
Säule 5: Licht und Schatten ohne Bewertung wahrnehmen und leben
Säule 6: Handauflegen und energetische Befreiung
Säule 7: Erkenntnis: Urvertrauen und Einssein mit Gott

Säule 1

Intuition ist das Tor, um lichtvolle Welten wahrzunehmen und Zugang zur eigenen inneren Wahrheit und Weisheit zu erlangen. Existenzängste blockieren die Wahrnehmung der lichtvollen Welten, und damit ist auch der Zugang zu den Heilkräften der Engel schwierig. Existenzängste machen sich zum Beispiel bemerkbar, indem du nicht deiner Wahrheit folgst, sondern dem, was Eltern oder Gesellschaft als richtig bezeichnen. Du meinst dann, nicht überleben zu können, wenn du es nicht so machst, wie es die anderen vorgeben. Wenn du jedoch lernst, deinem Herzen zu vertrauen, überwindest du diese Existenzängste.

Säule 2

Es geht das ganze Leben immer wieder darum, das eigene Bewusstsein zu erweitern, bisherige Grenzen zu überschreiten, neue Erfahrungen zu gewinnen und eigene Wege und Formen der Anbindung an die Heilkräfte des Himmels zu finden. Dieser Ansatz ist gut geeignet, Ängste aufzulösen, die aus dem Gefühl der Einsamkeit entstehen.

Säule 3

Es ist wichtig, dass der Mensch zu seiner Gesundheitspflege und Heilung von geistigen und lichten Energien durchflutet wird. Wenn uns keine oder zu geringe lichte geistige Energien immer wieder neu zufließen, dann neigen wir dazu, auf der körperlichen, der seelischen und der geistigen Ebene abzustumpfen oder zu verhärten. Bei diesem Entwicklungsschritt geht es also darum, die Angst vor der Entwicklung, die Angst vor dem Neuen und Unbekannten loszulassen und abzulegen, indem wir uns für lichte Energie öffnen.

Säule 4

In einer harmonischen Persönlichkeit (die die Voraussetzung für ein harmonisches Leben ist) sind weibliche und männliche Kräfte und Aspekte ausgewogen. Das Hängenbleiben in Aspekten der Persönlichkeit, die durch weibliche oder männliche Kräfte oder Vorbilder auf unausgewogene Weise geprägt werden, ist jedoch eine der Hauptursachen für einen Mangel an Harmonie der Persönlichkeit. Das führt oft zur Angst von Abhängigkeiten bzw. zu Ängsten, die sich aus Abhängigkeitssituationen entwickeln. Das geistige Licht kannst du erst in seiner ganzen Fülle erkennen, wenn du nicht mehr durch alte Muster daran gehindert wirst. Dazu musst du diese aber erst einmal als solche erkennen. Ich zum Beispiel habe nicht zuerst die lichten Engel gesehen, sondern bestimmte Muster, die mich definiert und eingeschränkt haben. Ich habe damals mental erkannt: »Nein, das bin ich nicht.« Erst durch diese Abgrenzung von etwas, was ich nicht war und bin konnte ich mich für die lichtvollen geistigen Welten öffnen und über die damaligen Begrenzungen hinausschauen.
Vertrauen zu dir selbst führt zu Vertrauen in andere Menschen. Beides zusammen ist ausschlaggebend für das Urvertrauen, das Vertrauen in Gott. Der Weg führt also erst einmal auf unserer Ebene sozusagen horizontal weiter, bevor man vertikal aufsteigt, dann aber, ohne den Boden unter den Füßen zu verlieren.

Säule 5

Solange Menschen die Welt nach »gut« und »böse« beurteilen, solange wird es keinen Frieden geben. Die Kunst des Lebens liegt darin, die Dinge emotionslos anzuschauen und wahrzunehmen, wie sie sind, und zu lernen, darauf zu vertrauen, dass es Sinn gibt. Das bedeutet, dass man in einer solchen Haltung immer einen Weg oder Ausweg findet, dass man selbst aufrecht und aufrichtig lebt und handelt. Menschen haben nicht nur Angst vor dem »Bösen«, sondern auch vor dem »Guten«. Ich kenne Menschen, die sich weigern, ihren Schutzengel anzusehen oder auch nur wahrzunehmen. Warum? Weil sie dann sich selbst und ihr Weltbild hinterfragen müssten.

Säule 6

Gerade bei der energetischen Arbeit haben wir den Vorteil, dass wir immer etwas tun können, sogar am Sterbebett. Wir können die Energiearbeit über die Hände sowohl als vorbeugende Hilfe einsetzen als auch zur akuten Linderung. Sie ist für Klein und Groß anwendbar. Handauflegen ist eine Form der energetischen Befreiung, die die Angst vor der eigenen Hilflosigkeit rasch und ganz praktisch auflöst.

Säule 7

Bei dem letzten Schritt geht es um die Einsicht, dass wir alles erhalten können, was für unser Leben notwendig ist, völlig unabhängig davon, ob bestimmte Menschen uns dies zukommen lassen oder nicht. Die Liebe, die du wirklich brauchst, kannst du vom Universum erhalten und annehmen. Die Angst vor Gott ist manchmal eine Angst vor der eigenen Gotteskindschaft, davor also, dass wir Erbe des göttlichen Lichtes und der schöpferischen Allmacht sind.

Auf eine andere Weise hat unsere Kultur und Religion auch zur Angst vor Gott beigetragen, wenn Bilder eines strafenden Gottes gezeichnet wurden, wenn von Sünde und Erbsünde die Rede war, von ewiger Verdammnis und so fort. Damit entsteht zugleich, so paradox es scheint, auch die Angst vor dem Positiven, vor dem Guten, vor der Gnade und Barmherzigkeit Gottes. Denn das Unterbewusstsein assoziiert Gott ja zunächst einmal mit Strafe und Sühne.

Wir müssen, um diese Ängste aufzulösen, nur begreifen, dass Gott und seine Boten, die Engel, uns nie beurteilen, sondern immer und ausschließlich bedingungslos lieben. Schließen wir Frieden mit Gott, dann haben wir die Fülle des Urvertrauens gewonnen und in unserem Leben fest verankert.

- Ängste bestimmen oft unser Leben. Diese Ängste kann man jedoch lernen, loszulassen.
- Dazu gibt es einen praktischen Weg in sieben Schritten, bei dem nach und nach die verschiedenen Ängste erst erkannt und dann abgelegt werden.
- Diese Schritte führen zur Öffnung und persönlichen Erfahrung der lichten Welten und der eigenen Lichtnatur und zum Aufbau und der Vertiefung von Urvertrauen.

3.
Engel, ihre Funktionen und ihre Heilkräfte

Was sind Schutzengel, und welche Kräfte haben sie? Wie sich Schutzengel zeigen können. Welche anderen Engel bei Heilung helfen können. Was sind Erzengel, und welche Kräfte haben sie? Häufig auftretende Reaktionen auf die erste Kontaktaufnahme mit der Heilkraft von Engeln.

Schutzengel

Es gibt Schutzengel in *weiblicher Gestalt*. Sie bedeuten, dass der Mensch als Lebensaufgabe weibliche Herzenseigenschaften entwickeln soll. Schwerpunkte liegen zum Beispiel in Herzöffnung, Hingabe, Vertrauen.

Es gibt Schutzengel in *männlicher Gestalt*. In diesem Fall soll der Mensch männliche Herzenseigenschaften entwickeln, zum Beispiel Aufbau, Entwicklung, Durchsetzungsvermögen usw.

Die Grundform des Schutzengels bleibt ein ganzes Leben hindurch dieselbe. Die Qualitäten, die die Schutzengel entwickeln helfen, dienen immer der Stärkung und Vervollständigung der menschlichen Persönlichkeit. Ob ein Mensch Mann oder Frau ist, hat keinen Einfluss darauf, ob sein Schutzengel eine männliche oder eine weibliche Lichtform annimmt.

Es gibt auch Schutzengel in einer *neutralen Gestalt*. Das kommt dann vor, wenn sich der Schutzengel, der sonst entweder eher weibliche oder eher männliche Züge zu tragen scheint (die Engel passen sich unseren Vorstellungen und unserem Verständnisvermögen an!), vorübergehend eine neutrale Form annimmt. Das tut der Engel dann, wenn die Botschaft, die er uns gibt, oder der Anstoß, den er uns vermittelt, nichts mit unserer großen Lebensaufgabe zu tun hat, sondern sich auf tagesaktuelle Dinge bezieht.

Wenn sich zwei Schutzengel in *männlicher Gestalt* zeigen, dann hat das nichts damit zu tun, dass dieser Mensch besser oder schlechter sei als einer, der einen Schutzengel hat. Vielmehr braucht dieser Mensch für die Erfüllung seines Lebenssinns oder seiner Lebensaufgabe zwei Schutzengel in männlicher Gestalt. Zum Beispiel einen Schutzengel, der ihm bei der Umsetzung seines Wissens hilft, und den zweiten, der ihn dabei unterstützt, seine Kräfte richtig einzusetzen.

Wenn sich zwei Schutzengel in *weiblicher Gestalt* zeigen, dann hilft einer dem Menschen zum Beispiel, seine Herzensöffnung weiter zu entwickeln, und der andere unterstützt ihn dabei, geistige Fähigkeiten vom Himmel aufzunehmen.

Wenn zwei Schutzengel auftreten, von denen einer *eine männliche Gestalt,* der andere *eine weibliche Gestalt* aufweist, dann soll und kann der Mensch diese beiden Kräfte in sich entwickeln.

Ein Schutzengel, der sich abwechselnd *mit zwei Gesichtern* zeigt, bedeutet, dass der Mensch in diesem Leben weibliche und männliche Eigenschaften in seiner Persönlichkeit verbinden soll, um beide ausleben zu können.

Manchmal geschieht es, dass ein zweiter Schutzengel *in der Gestalt* eines *erlöst verstorbenen Menschen* hinzukommt. Dieser erlöste Mensch ist zu einem Engel geworden und wird einem Menschen deshalb zugeordnet, weil dieser bei seiner Trauerbewältigung doppelte Unterstützung für die Entwicklung des Urvertrauens braucht.

Wenn ein Schutzengel *in Kindergestalt* auftaucht, ist das mit einer aktuellen Botschaft verbunden, die sich wieder ändert, nachdem die Botschaft verstanden worden ist. Es bedeutet: »Du sollst wachsen.«

Engel und Namen

Engel brauchen keine Namen, da sie keine Menschen sind, die sich »personifizieren« müssen. Engel haben eine Schwingung, die hellhörige Menschen auch wahrnehmen können. Dann neigen manche von uns dazu, dieser Schwingung einen Namen geben zu wollen. Das mag ihnen persönlich helfen, entspricht nach meiner Erfahrung jedoch nicht der Wirklichkeit in den lichten geistigen Welten. Engel sind eben sozusagen universelle Lichter und brauchen keine Bezeichnungen, um eine individuelle Form zu gewinnen.

Wir selbst tun uns mit Begriffen aber natürlich viel leichter. Da manche Menschen eine größere Nähe zu Engeln spüren können, wenn sie ihnen Namen geben, sind die Engel gerne geduldig mit uns. Kinder können ihnen Blumennamen geben, um sich so auch ein bisschen besser zu erden. Erwachsene geben andere Namen, die ihnen mehr von der lichten Bedeutung in Erinnerung rufen. Das ist auch der Grund, warum die Erzengel unseren Konventionen nach bestimmte Namen bekommen haben. Diese Namen bezeichnen ihre Aufgaben, die wir uns so besser ins Bewusstsein rufen können.

Schutzengel und Heilung

Die Schutzengel geben uns Menschen immer wieder Impulse dazu, ob wir uns auf dem richtigen Lebensweg befinden, bzw. Hinweise, wie wir eine neue Richtung einschlagen können, falls das für uns besser wäre.

Wenn wir uns auf dem richtigen Weg, auf »unserem« Weg, befinden, so sind wir an Körper, Geist und Seele so heil, wie wir es sein können. So besteht die Aufgabe der Schutzengel im Hinblick auf Heilung also nicht darin, bei konkreten Beschwerden auf diese oder jene Art und Weise einzugreifen und zu wirken. Vielmehr gibt er uns mit seiner Führung einen Rahmen, der auf bestmögliche Weise unsere weitere Entwicklung möglich macht. Damit sorgt er (und wir, wenn wir auf ihn »hören«) zugleich auch für die besten Rahmenbedingungen für unsere Gesundheit und Heilung ganz allgemein.

Eine spezielle Heilanrufung ist nicht erforderlich. Das Schutzengelgebet (siehe auch Schutzengelmeditation auf Seite 45) hilft jedoch, dass Sie sich darüber klarwerden, mit welcher Haltung Sie mit Heilungsabsichten am besten umgehen. Ein Beispiel dazu:

»Liebe lichtvolle geistige Welt, lieber Schutzengel: Du bist in meinem Leben willkommen. Nimm mich an die Hand und führe mich. Wirke durch meine liebevollen Taten. Teile mir mit, mit welcher innerer Haltung ich die vor mir liegenden Aufgaben am besten bewältigen kann. Danke.«

Weitere Heilkraftengel

Beim energetischen Handauflegen wirken die Heilkraftengel, wenn man sie vorher darum gebeten hat. Heilkraftengel sind etwa menschengroße Lichtgestalten in unterschiedlichen Farben. Es gibt praktisch unzählig viele. Sie legen bei der Heilung auch ihre Engelhände mit auf und sprechen dabei mit dem Unterbewusstsein des Menschen, der Heilung empfängt. Sie fragen das Unterbewusstsein, wie viele Belastungen sie abnehmen dürfen, und sie folgen dem freien (wenn auch meist unbewussten) Willen des Menschen. Sie können selbst Heilkraftengel vor dem heilsamen Handauflegen rufen, indem Sie Ruhe in Ihrem Herzen einkehren lassen und beten. Zum Beispiel so:

»Liebe lichtvolle geistige Welt: Bitte schickt die Heilkraftengel zu uns, die bei diesem Menschen am besten wirken können.«

Karmaengel

Wenn die Zeit für die Auflösung einer alten, karmisch bedingten Belastung reif ist, schließt ein Karmaengel die Tür der Erinnerung zu diesem Ereignis. Jeder Mensch hat einen Karmaengel ganz für sich, der sich um die Auflösung des Karmas dieses Menschen kümmert. Seine Gestalt hat eine menschenähnliche Größe; sein Licht ist stiller, gedämpfter und eher bräunlich oder grau. Ein Heiler bzw. eine Heilerin ruft den Karmaengel, wenn er den Eindruck hat, dass das Problem des Klienten sehr undurchsichtig und wahrscheinlich sehr alt ist. Dazu dieser Gebetsvorschlag:

»Liebe lichtvolle geistige Welt. Macht es dem Karmaengel bitte möglich, dem Menschen diese Belastung abzunehmen. Amen.«

Ahnen

Auch lichtvolle Ahnen, also verstorbene Menschen, können an einem Heilungsprozess beteiligt sein. Vor allem dann, wenn die Beschwerden oder Blockaden mit mehreren Menschen aus der Familie zu tun haben. Lichtvolle Ahnen brauchen Sie nicht extra anzurufen, sie kommen von selbst. Sie sehen übrigens wie helle oder »weiße« Schatten aus, die kommen und gehen.

Naturwesen

Diese lichtvollen Wesen können bei Heilung eine große Rolle spielen. Aus jedem Elementarbereich (Feuer, Luft, Wasser, Erde) können wir Heilkräfte empfangen. Am meisten Hilfe erfahren wir von Elementarwesen aus der Natur, wenn wir uns selbst in der Natur befinden. Aber auch zu Hause können wir ihre Hilfe empfangen, wenn wir uns geistig für sie bewusst öffnen. Wir müssen Naturwesen ausdrücklich um ihre Mithilfe bei der Heilung bitten, zum Beispiel so:

»Liebe lichtvolle geistige Welt: Möge die Heilkraft der Elemente bei der Heilung wirken. Amen.«

Es ist sinnvoll, sich dazu auch in der Vorstellung mit den jeweiligen Elementen zu verbinden, also mit Wasser oder Feuer und so fort.

Kristallengel

Diese Engel spielen für die Heilarbeit und die Heilung keine Rolle, denn sie sind ihrem Auftrag und Wesen nach Zukunftsbotschafter.

Erzengel

Es gibt eine Vielzahl von Engelhierarchien und Angaben zu den Erzengeln. Die meisten bei uns bekannten Erzengelhinweise stammen aus der jüdischen und aus der christlichen Religion. Inzwischen sind zahlreiche »moderne«, oft gechannelte Hinweise auf Erzengel hinzugekommen. Je nach Sichtweise gibt es einige Dutzend oder bald unzählig viele Erzengel. Ich stelle hier die sieben Erzengel vor, die mir vertraut sind, die ich sehen kann, die sich mir immer wieder als unverwechselbare »lichte Energiefelder mit göttlichen Aufgaben« zeigen und mit denen ich kommunizieren darf.[1]

Vor allem möchte ich auf die Heilaufgaben dieser sieben Erzengel eingehen. Die Erzengel haben neben Heilkräften, die sie für bestimmte Organe aktivieren können, vor allem die Aufgabe, unser Nervenkostüm zu harmonisieren, unsere Gefühle zu heilen, unsere Gedanken friedlich zu stimmen – also, die Grundlagen zu legen und Rahmenbedingungen zu schaffen, dass wir in unseren Gefühlen, im

Denken und in unseren Seelenbewegungen ausgeglichen, klar und heil werden.

Die Energie der verschiedenen Erzengel wird an bestimmten Chakras, besonderen Organen und an den sieben Wochentagen jeweils auf eine ganz eigene Weise wirksam. Dem entsprechen weitgehend auch ihre speziellen unterschiedlichen Heilkräfte.
Dass die Kräfte der sieben Erzengel jeweils an einem der sieben Wochentage besonders stark wirken, ist keine »Laune« des Kosmos. Vielmehr sollten wir Menschen uns dem natürlichen Rhythmus der Zeiten entsprechend an bestimmten Wochentagen jeweils auf einen Themenkreis ganz besonders konzentrieren.
Denn an diesen Tagen sind wir für die entsprechenden Kräfte aus dem Kosmos offener als an den anderen Tagen. In diesem Buch soll es vor allem um die Heilkräfte der Erzengel gehen. Die Impulse von Erzengel Michael mit seiner Fähigkeit, die Vergangenheit zu heilen, können wir zum Beispiel an Sonntagen besser und wirksamer aufnehmen und umsetzen als an anderen Tagen. Und das, was wir an Zuversicht und Mut für neue Aufgaben brauchen, um ganzheitlich »heil« zu sein, kann uns Erzengel Gabriel an einem Montag der Woche besser vermitteln als an anderen Tagen.

Ähnlich wie die Erzengel zu einzelnen Wochentagen eine besondere Nähe haben, besitzen sie auch eine deutliche Affinität zu den jeweils einzelnen Hauptchakras. Über bestimmte Chakras wirken die Heilkräfte der Erzengel mehr als über die anderen. Bekanntlich sind wir durch die Chakras mit allen Ebenen der Schöpfung und der Himmel verbunden. Die Erzengel wirken ebenfalls auf allen Ebenen. Erzengel geben den Chakras, den Energiezentren im Menschen, Kraft. Sie sorgen dort jeweils für Ausgleich, Energiefluss und auch für Schutz. Da unsere körperlichen Organe und Funktionen nun in direkter Verbindung zu den Chakras stehen, wirken die entsprechenden Erzengel über ihre jeweiligen Chakras auch heilsam für die entsprechenden Organe und Körpersysteme.

Die Kräfte der Erzengel stehen jedem Menschen immer zur Verfügung. Eine wesentliche Voraussetzung dafür ist, dass Sie sich in der inneren geistigen Haltung von Aufrichtigkeit und Wahrhaftigkeit mit ihnen verbinden. Ich nenne Ihnen nun die Heilkräfte, die ich als besondere Heilenergien der jeweiligen Erzengel in meiner siebenjährigen praktischen Erfahrung aus eigener Überzeugung nennen kann.

Michael

Heilung der Vergangenheit durch Bewältigung bzw. Loslassen. Damit Reinigung und Stärkung des Blutflusses.
Sonntag – Blut – Wurzelchakra

Die Heilkräfte von Erzengel Michael wirken vor allem auf das Wurzelchakra, das mit dem Leben und Überleben des Menschen, mit seiner Grundsicherheit und seinem Urvertrauen in Zusammenhang steht. Michaels Aufgabe ist es, uns zu helfen, unsere Urängste zu überwinden bzw. loszulassen, damit wir uns bewusst für die Verbundenheit mit

Gott öffnen können, die tatsächlich immer besteht, die wir jedoch aufgrund von Ängsten häufig gar nicht mehr wahrnehmen und nutzen.

Wir alle haben die Aufgabe gestellt bekommen, unsere persönliche und kollektive Vergangenheit loszulassen. Wir können und sollen selbstverständlich aus der Vergangenheit lernen. Wir sollen sie nicht verdrängen oder leugnen. Aber wir dürfen uns auch nicht an ihr »festkrallen«, sie als Vorwand zu nehmen, uns oder andere durch Schuldgefühle zu lähmen oder zu erdrücken oder Trauer über die Vergangenheit als Ausflucht missbrauchen, in unserer Entwicklung steckenzubleiben.

Erzengel Michael hilft uns, in die Ruhe und Stille zu gelangen und Furchtlosigkeit zu entwickeln. Dann können wir die Vergangenheit loslassen und uns unseren Aufgaben im Hier und Jetzt zuwenden.

Auch deshalb sollten Sie an Sonntagen besonders großen Wert auf Ruhe und Muße legen. So schaffen Sie die Voraussetzungen, selbst zu diesen Erkenntnissen zu gelangen. Ruhe und Muße wirken auf das Wurzelchakra, von wo aus der Lebensmut gestärkt wird.

Michael hat mit dem Blut als Lebenselixier zu tun und mit der Reinigung und Stärkung des Blutkreislaufs. Durch Ruhe und Muße wird das vital notwendige Blut durch neue »himmlische« Energien gestärkt. So werden wir noch mehr zu einer Ganzheit, weil in unserem physischen Blut dann auch höhere feinstoffliche Energien mitschwingen!

Ein Lichtschwert als Symbol des christlichen Kreuzes und eine Lanze als Symbol der Herrschaft Jesu Christi waren in der künstlerischen Darstellung Michaels im späten Mittelalter und der Barockzeit beliebte Erkennungszeichen dieses Erzengels. Sein Gesicht wirkte kämpferisch, zumal wenn er als Besieger eines Drachen gemalt wurde, der symbolisch für den Satan steht. Tiefenpsychologisch betrachtet, symbolisiert der Sieg Michaels über den Drachen den Sieg der höheren spirituellen Erkenntnis und der bewussten Verbindung mit göttlichen Kräften über die eigenen Ängste, die Angst vor dem Tode, dem Nichtsein und dem Bösen an sich. Dieser Erzengel Michael schien den Menschen als Beschützer recht nahezustehen.

Ich erlebe Michael heute jedoch nicht so, dass er sich in der Nähe des Menschen aufhält, sondern weit entfernt in hohen Himmeln »schwebt«. Er trägt so, wie er sich mir zeigt, ein rotorangefarbenes Gewand und zeigt mir kein kämpferisches, sondern ein gütiges, hell leuchtendes und dabei ernstes Gesicht. Die andere Ausdrucksform von heute im Vergleich zu früher hat vermutlich etwas mit der Entwicklung der Menschheit zu tun, die seither erfolgt ist. Nicht mehr der kriegerische Kampf im Hier und Jetzt ist lebensnotwendig, sondern die Inspiration zur Tatkraft und zu Lebensmut durch die Verbindung zu einer himmlischen, göttlichen und zugleich in jedem Menschen im Inneren existenten Kraftquelle.

HEILGEBET ZU MICHAEL

»Liebe lichtvolle geistige Welt, lieber Erzengel Michael: Ich bin bereit, meine Vergangenheit loszulassen. Ich bin bereit, meinen Mut für die Gegenwart zu entwickeln. Bitte unterstütze mich, wo es notwendig ist.«

Gabriel

Heilung durch freudigen Blick in die Zukunft. So wird der Stoffwechsel gefördert und die Verdauung stabilisiert.
Montag – Stoffwechsel, Verdauungsorgane – Herzchakra

Wir beginnen heutzutage die Woche mit dem Montag. Das war nicht immer so. Ursprünglich galt sowohl im jüdischen als auch im christlichen Kalender der »Tag des Herrn« (bei uns der Sonntag, bei den Juden der Sabbattag von Freitag Sonnenuntergang bis Samstag Sonnenuntergang) als Beginn der Woche. Montag ist nach dem Tag der Ruhe und Muße also der Tag, der symbolisch für neue Pläne, neue Aufgaben, neue Taten steht.

Die Aufgabe von Erzengel Gabriel, der ja sowohl im Neuen Testament als auch im Koran vor allem als Verkündigungsengel auftritt, ist eindeutig, das Neue zu fördern und die Tatkraft für bevorstehende Aufgaben zu stärken. Nur über das Herz jedoch kann der Mut für die Gestaltung des Lebens wachsen. Nur über das Herz wird unser Lebensmut immer wieder neu aufgebaut. Insofern hat Gabriel auch mit dem Herzchakra zu tun.

Damit wir Mut finden, müssen wir das Leben auch »verdauen«. Sonst sind wir nicht wirklich frei, uns auf wirklich Neues einlassen zu können. Stoffwechsel und Verdauungsorgane (Schleimhäute, Lymphe und so fort zählen auch dazu), werden von den Heilkräften dieses Erzengels besonders gestärkt.

Früher wurde Gabriel gern mit einer Lilie in der Hand dargestellt; dieser Engel besaß auf den Bildern häufig weibliche Züge. Ich meine, dass die Lilie als Zeichen der Reinheit des Herzens, aber vor allem die weiblichen Züge die Herzensfülle und Herzensliebe symbolisch darstellen sollten. Ich sehe Erzengel Gabriel in einem lichten hellen bzw. weißen Gewand, mit einer grenzenlosen Ausstrahlung von Licht und Liebe, meist ganz dicht neben einem Menschen. Gabriel bleibt jedoch ständig mit der gesamten lichtvollen Schöpfung verbunden. Ich sehe sein Gesicht als offen und freundlich; er ist voller Hingabe und zugleich Zuversicht, dass jeder seine eigene Wahrheit findet. Er teilt uns mit, welche Schritte wir unternehmen sollten, um uns für neue Aufgaben und Möglichkeiten zu öffnen, die jetzt unmittelbar vor Ihnen liegen. Mir fällt als ein besonderes Merkmal auf, dass ich sehe, wie bei Gabriel langes, weißes Haar herunterwallt.

HEILGEBET ZU GABRIEL

»Liebe lichtvolle geistige Welt, lieber Erzengel Gabriel: Ich freue mich auf die Zukunft und blicke ihr voller Zuversicht entgegen. Ich bitte dich um Unterstützung bei der Gestaltung für eine heile Zukunft.«

Samael

Stärkung der Konzentrationsfähigkeit und des Durchhaltevermögens. Zugleich Heilung des Hormonsystems.
Dienstag – Hormonsystem – Sakralchakra

Der Dienstag verlangt, das fortzuführen, was am Montag begonnen wurde. Das erfordert die Kraft der Ausdauer und der Hoffnung, besonders wenn wir uns in schwierigen Lebensabschnitten befinden. Wir sollten uns dienstags bewusst darauf konzentrieren, den einmal eingeschlagenen Weg beizubehalten, selbst wenn inzwischen Schwierigkeiten aufgetaucht sein sollten.

Samael ist im Islam der Engel, der anderen Lobpreisengeln des »sechsten Himmels« vorsteht. Der Talmud spricht davon, dass Samael von Gott entsandt wurde, um die Seele des Moses nach dessen Tod in die Himmel zu holen. Samael hat aber auch mit Beharrlichkeit und Durchhaltevermögen, Ausdauer zu tun. Hier besteht ein Bezug zum Sakralchakra. Vielleicht ist diese Verbindung zu den schöpferischen Kräften, die sich in der Sexualität ausdrücken, einer der Gründe, warum der Erzengel Samael in früheren dogmatischen Schriften manchmal auch als problematisch betrachtet wurde.

Für die Erzengel, die ja keinen eigenen Bezug zur Sexualität haben, da sie Sexualität nicht erleben wie wir und die Sexualität aus geistiger Sicht eine starke Kraft für Körper und Gemüt ist, spielt bei der sexuellen Begegnung entweder die Zeugung eines Körpers für ein neues Erdenleben eine Rolle oder das Erleben von Freude als einer frischen Kraft, die die Partner umhüllt. Das Sakralchakra, also das Energiezentrum für Sexualität, Erdung, Kraft und Ausdauer hat viel auch mit der geistigen Entwicklung zu tun, da es mit dem Scheitelchakra in Zusammenhang steht. Wir können uns nicht spirituell entwickeln, wenn wir nicht gut auf der Erde stehen. Irritationen des männlichen/weiblichen Prinzips blockieren hier das Weiterkommen. Dies ist jedoch in jedem selbst zu lösen, um dieses

Chakra zu stärken, um Kraft und Ausdauer zu erlangen. Früher haben viele Menschen, vor allem Vertreter der offiziellen christlichen Kirchen, oft gemeint und vertreten, dass die Sexualität an sich die spirituelle Entwicklung behindern würde. Deshalb haben sie sich selbst häufig vom Leben zurückgezogen oder anderen vorgeschrieben, sich der Sexualität – es sei denn zur Zeugung – zu enthalten.

Heute ist es aus Sicht der lichten, geistigen Welt entscheidend, dass Spiritualität »alltagstauglich« ist. Dazu gehören für uns Partnerschaft und intime Liebe genauso wie Familie, Kinder und Beziehungen zu Freunden und anderen Menschen. Samael, der auch die Hoffnung symbolisiert, selbst in schwierigen Situationen Wege und Auswege zu finden, wirkt auf das Hormonsystem. Er hält die Kräfte hier im Fluss und verleiht ihnen neue Kraft. Im ganzheitlichen psychosomatischen Organismus des Menschen bewahren wir so unsere Ausdauer und finden immer wieder neuen Schwung für das Leben.

Die Heilkraft des Erzengels Samael wirkt sich günstig auf das Durchhaltevermögen sowie die Konzentrationsfähigkeit bei allen Menschen aus, und Samael befindet sich meistens in der Nähe des Menschen. Er schwebt einige Meter neben ihnen, auf einer räumlich etwas höheren Ebene als dort, wo Sie selbst sich befinden. Er stellt sich uns etwa groß wie ein Mensch dar. Ich sehe ihn in einem eher dunklen violetten Licht. Er zeigt einen sehr in sich gesammelten Gesichtsausdruck und scheint immer geradeaus zu schauen.

HEILGEBET ZU SAMAEL

»Liebe lichtvolle geistige Welt, lieber Erzengel Samael: Ich bitte um Unterstützung meiner Konzentration auf das Wesentliche und Durchhaltevermögen bei wichtigen Aufgaben. Ich bitte um Harmonisierung meines Hormonsystems.«

Raphael

Heilung der Gegenwart. Über die Heilung der Atmungsorgane fließt Heilung in den ganzen Körper.
Mittwoch – Atmungsorgane – Scheitelchakra

Im Buch Tobit (nur in den katholischen Bibeln enthalten) lesen wir davon, wie Raphael den Tobias und dessen Vater Tobit hilft, beschützt und heilt. Im mystischen jüdischen Text »Sohar« heißt es von Raphael, dass er »beauftragt ist, die Erde zu heilen, und durch ihn wird die Erde zur Wohnstätte des Menschen, den er ebenfalls von Krankheiten heilt«. Raphael wird von Gott entsandt, um Jakobs Bein beim Kampf gegen einen »dunklen Engel« zu heilen.

Dieser Erzengel steht also vor allem für die Heilkunst des Himmels, auch wenn sonst keine Hoffnung mehr zu bestehen scheint. Zugleich aktiviert er jene Kräfte, mit deren Hilfe sich die Aufgaben und Möglichkeiten der Gegenwart richtig wahrnehmen und nutzen lassen. Während Michael mit Vergangenheitsbewältigung zu tun hat und Gabriel mit der Ausrichtung auf die Zukunft, lenkt Raphael unseren Blick auf das Hier und Jetzt.

Raphael lädt uns am Mittwoch dazu ein, unsere Kräfte neu zu sammeln und zu ordnen, damit wir Energie nicht unnütz verschwenden und den Weg der Woche in Kraft und Zuversicht zu Ende gehen. Die Heilkräfte des Erzengels Raphael wirken auf das Scheitelchakra. Denn wir müssen uns zunächst bewusst für das Göttliche öffnen, bevor wir reine und hohe Heilkräfte in uns aufnehmen können. Gerade in der Mitte der Woche ist also auch ein Innehalten und eine Zeit der Stille und Meditation »angesagt«.

Raphael steht in Bezug zu den Atmungsorganen: Durch eine lebensbejahende innere und äußere Haltung, die sich auch in einem freien Atem und frischer Lebensenergie ausdrückt, die wir aufnehmen, wenden wir uns ganz dem Hier und Jetzt zu, dem Leben in der Gegenwart. So lassen wir immer wieder neue, reine Kräfte in die Lungen und damit Sauerstoff für Blut und Zellen einströmen. Daran, wie Sie atmen, lässt sich ablesen, ob Sie das Leben bejahen oder ablehnen.

Früher wurde Raphael oft als Pilger mit einem Stab dargestellt, weil er als Pilger »verkleidet« den Tobias begleitete. Manchmal sieht man ihn auch mit einem Fisch oder einer Wasserflasche in der Hand. Meist trägt er einen grünen langen Rock; grün, weil das die Heilfarbe schlechthin war, die Farbe der gesunden Natur. Ich nehme ihn immer wieder in einem hellvioletten Gewand wahr und sehe dabei aber auch, dass er von innen her lichtgrün strahlt.

Heilung bedeutet für uns heute in der Regel nicht mehr, sich einfach passiv hinzulegen und grüne Heilkraft von einem Heiler aufzunehmen. In unserer Zeit sollen und können wir uns selbst nämlich mit violettem Licht, der Heilkraft der höheren Ordnung, verbinden und davon erfüllen lassen, um unsere Selbstheilungskräfte zu aktivieren. Das violette Licht verbindet uns mit der höheren Ordnung, damit dann die natürliche grüne irdische Heilfarbe frei fließen kann.

Ich sehe Raphael in einer betenden Haltung, als ob er das Licht Gottes wie eine Kerze in der Hand hält, um uns daran zu erinnern, wohin unser Ziel führt. Er ist voller Ruhe und lächelt.

HEILGEBET ZU RAPHAEL

»Liebe lichtvolle geistige Welt, lieber Erzengel Raphael: Ich bitte um Unterstützung, um meine Gegenwart ruhig und gelassen zu meistern. Ich bitte um Harmonisierung meiner Atmung, um so die Heilkräfte des Atems immerzu in meinen Körper fließen zu lassen.«

Zachariel

Heilung der Emotionen. Altes abschließen, bevor Neues begonnen wird. Die Kraft der Bewegung fördern.
Donnerstag – Bewegungsapparat – Solarplexus-Chakra

Der Engelname Zachariel (manchmal auch Zerachiel geschrieben) wird als »Erinnerung an Gott« übersetzt. Er wirkt am Donnerstag besonders deutlich. Er ermuntert uns an diesem Wochentag, das zu Ende zu bringen, was wir begonnen haben. Erst wenn Altes abgeschlossen ist, können wir etwas Neues anfangen, wozu uns dieser Erzengel jedoch auch ausdrücklich auffordert. Voraussetzung dafür, etwas Altes abzulegen, ist, die Emotionen zu heilen, die damit im Zusammenhang stehen. Dabei hilft uns Zachariel. Er begleitet uns auf unserer Lebensreise auch mit einer, man könnte sagen Abenteurer-Energie – allzeit bereit, sich neuen Plänen zuzuwenden und neue Wege zu beschreiten, so fällt es uns leichter, Altes hinter uns zu lassen.

Zachariel hat mit dem Solarplexus-Chakra zu tun, mit dem Energiezentrum, um persönliche Wünsche und Ziele so zu nutzen, dass sich daraus auch eine Erweiterung Ihres Horizonts ergibt. Als Begleiter auf der individuellen Lebensreise stärkt und fördert er den Bewegungsapparat, also Knochen, Muskeln und Sehnen. Bei all unseren Plänen steht Zachariel uns nah zur Seite; ich sehe ihn in einer hellblauen Gestalt. Er ist etwa so groß wie Sie selbst; er strahlt eine Schwingung aus, die Ihnen zeigt – wenn Sie hellfühlig werden –, dass er Ihr Freund ist.

HEILGEBET ZU ZACHARIEL

»Liebe lichtvolle, geistige Welt, lieber Erzengel Zachariel: Ich bitte um Unterstützung, alte Dinge abzuschließen und bei der Entwicklung von neuen Dingen. Ich bitte um Stärkung des Bewegungsapparats, um kraftvoll vorwärtsgehen zu können.«

Anael

Heilung durch Bewusstwerdung der inneren Schönheit. Damit auch harmonischer Ausgleich des Nervensystems und der beiden Gehirnhälften.
Freitag – Gehirn, Nervensystem – Drittes-Auge-Chakra

Anael (ein anderer gebräuchlicher Name ist auch Haniel) ist ein Erzengel, der sich schon in früheren Jahrhunderten in weiblicher Gestalt gezeigt hat. Ich erlebe Anael von Anbeginn meiner Hellsichtigkeit immer als weibliche Kraft und Lichtform. Anael strahlt die Eigenschaften von Anmut und Schönheit aus. Er erinnert uns daran und ruft uns zu: »Erkenne deine eigene Schönheit!« Der Freitag als Tag des Erzengels Anael eignet sich gut dafür, dass wir uns mehr um uns selbst kümmern, dass wir uns pflegen. Wenn nicht am Morgen, so doch nach getaner Wochenarbeit am späteren Freitagnachmittag.

Nehmen Sie an Freitagen Ihre eigene Anmut und Schönheit bewusster wahr. So gelangen Sie wie von selbst in Ihre Mitte.

Das hilft den Nerven, sich auszugleichen und die Belastungen der Woche abzulegen.

Organisch wirkt Anael besonders wohltuend auf Gehirn und Nerven. Damit unterstützt dieser Erzengel auch die Eigenschaften der Läuterung und Klärung. Anael hat zugleich einen Bezug zum Dritten Auge. Mit dem inneren geistigen Auge können wir alle nämlich die Schönheit des Lebens in allen ihren Formen und auf allen Ebenen besser erkennen und wertschätzen.

Anael zeigt sich mir, wie gesagt, in weiblicher Gestalt. Ich nehme ein rosafarbenes Licht wahr und sehe, wie Anael uns ihr Gesicht zuwendet, uns ihre Arme entgegenstreckt, uns anlächelt und vollständig bereit ist, ganz und gar an uns und unsere lichtvolle ewige und anmutige Natur zu glauben.

HEILGEBET ZU ANAEL

»Liebe lichtvolle, geistige Welt, lieber Erzengel Anael: Hilf mir, meine innere Schönheit zu erkennen. Unterstütze mich beim harmonischen Ausgleich der Nerven und dem Zusammenwirken der intuitiven und rationalen Kräfte.«

Uriel

Heilung durch Klarheit. Harmonisierung des feinstofflichen Körpers durch geistiges Licht.
Samstag – Lichtfluss im Körper – Halschakra

Der Erzengel Uriel (die »Flamme Gottes«) strahlt vor allem mentale Klarheit aus. Er fördert Ordnung und Harmonie im Denken. Seine Heilkraft ist nicht auf ein bestimmtes Organ oder ein Teil des Organismus gerichtet, sondern wirkt wie ein Lichtfluss, der den feinstofflichen Körper durch geistiges Licht ausgleicht und hell und heil werden lässt. Heilung in der subtilen energetischen Dimension ist eine wichtige Voraussetzung für Heilung auf der körperlichen Ebene.
Der Samstag bietet für die meisten von uns eine gute Gelegenheit, die Woche noch einmal vor dem geistigen Auge

Revue passieren zu lassen. Wir können im Rückblick manches besser einschätzen und neu einordnen, sowohl äußerlich als auch innerlich. Uriel stärkt damit die Klarheit und die Form, wie wir Gedanken äußern, wie wir sprechen und schreiben, in welcher Ausdrucksform wir uns mitteilen. Insofern ist er auch mit dem Halschakra verbunden, das bekanntlich für Kommunikation steht.

In alten Zeiten malte man ihn als ernsten Engel, in dunklen Farben. Er stand vor den Toren des Paradieses und wachte darüber, wer eintreten durfte. Manchmal stellte man ihn sogar als »Sensenmann« oder als Totenwächter dar, und damit als Symbol für Prüfungen oder einen vorübergehenden Stillstand. Ich sehe Uriel anders. Er befindet sich sehr weit entfernt von uns Menschen in hohen Himmelreichen; er zeigt sich, als ob er hinter einer weißen Wolke wäre. Sein Gewand ist grenzenlos weit und besitzt eine silberweiße Energie. Er ist der Hüter von höheren Himmelsebenen, die einen »Platz«, besser: einen Energieraum, der Gottesnähe und der zeitweiligen Muße für hohe Geistwesen darstellen, die eine gewisse Zeitlang keine spezielle Aufgabe zu erfüllen haben. Uriel lässt nur Engel sowie die Seelen solcher Verstorbenen passieren, die dieselbe Schwingung einer friedvollen Ruhe bereits in sich tragen. Mit seinem silbrig weißlichen Antlitz schaut er uns mit ernst prüfendem Blick an, ob wir wirklich in diese geistige Ebene eintreten möchten.

Uriel wirkt immer dort mit, wo Menschen Segnungen vornehmen, bei Taufe und anderen Ritualen, aber auch bei allen Formen einer persönlichen Segnung, die ein Mensch für einen anderen Menschen oder für andere Lebewesen vornimmt.

HEILGEBET ZU URIEL

»Liebe lichtvolle, geistige Welt, lieber Erzengel Uriel: Ich bitte um Klarheit. Hilf mir, mich für das geistige Licht zu öffnen, damit es meinen ganzen Körper durchflutet.«

Wenn Menschen zum ersten Mal mit den Heilkräften von Engeln in Berührung kommen, treten einige typische Reaktionen häufig auf.

Im normalen Fall wundern sich viele Menschen, wie leicht, natürlich und selbstverständlich solche geistigen Heilkräfte wirken können. Wenn sie dann weiter aufgeschlossen für die »Zusammenarbeit« mit lichten Kräften sind, werden sie diese Erfahrungen vertiefen und sich eigene Fähigkeiten zum Kontakt mit Engelheilkräften erwerben wollen.

Manche Menschen werden sich ihre heilsamen Erfahrungen aber wegrationalisieren wollen mit Gedanken wie, »Na, das habe ich mir nur eingebildet« oder »Das muss ein Zufall sein«. Wieder andere, vermutlich deutlich weniger, sehen vielleicht eine Chance, ihre Eigenverantwortung abgeben zu können und zu meinen, dass sie ab jetzt gar nicht mehr viel für ihre Gesundheit tun müssten, sondern immer auf die Engel bauen könnten.

Schließlich denken (leider) manche Menschen auch, dass sie sich womöglich in einen Gegensatz zu Gott stellen würden, wenn sie sich zu sehr auf Engel und deren heilende Kräfte einlassen. Darin steckt ein großes Missverständnis. Engel sind nichts ohne Gott. Engel sind von Gott beauftragt, uns zu helfen. Gott ist für viele Menschen nach wie vor so abstrakt, so weit entfernt, so allmächtig, dass wir uns gar nicht getrauen, mit Ihm Kontakt aufzunehmen, oder nicht wissen, wie. Engel stellen eine Brücke zu Gott und zur Schöpferkraft dar, die es uns – in Gottes Auftrag! – leichter macht, mit den lichten geistigen Kräften in Berührung zu kommen. Es nimmt übrigens auch nichts von der Wirkmacht und Größe von Jesus Christus fort, die Engel um Hilfe, Vermittlung und Fürbitte zu ersuchen. Gerade katholische Kirchen zeigen ja auch heute noch in den schönsten Bildern und Reliefs, wie Gott-Vater, Jesus Christus als Gott-Sohn, der Heilige Geist, Maria und die Engel alle Aspekte einer einzigen göttlichen Ordnung sind.

- Jeder Mensch hat einen Schutzengel, der zu den besten Rahmenbedingungen für Gesundheit und Heilung hinführen möchte.
- Die anderen Engel haben unterschiedliche Heilaufgaben und Heilkräfte. Die sieben Erzengel haben besondere Heilaufgaben.
- Jeder Mensch reagiert auf den Kontakt mit Engelheilkräften anders.
- Mit einfachen Gebeten können Sie die Engel anrufen und um ihre Hilfe bei der Heilung bitten. Das ist nicht etwa eine Abkehr von Gott oder Jesus Christus, sondern vielmehr eine Zuwendung zu den von ihnen gesandten und beauftragten Lichtkräften.

4.
Kontakt und Heilung mit Schutzengeln

Wie man seinen Schutzengel sehen kann.
Schutzengel-Meditation und Schutzengel-Symbole.
Schutzengel-Übung.

Die Übungen in diesem Kapitel dienen in erster Linie der Entwicklung Ihrer Selbstwahrnehmung. Es ist sowohl für die irdische als auch für die geistige Welt sehr wichtig, dass Sie sich selbst immer mehr und immer besser kennen und lernen, Ihre innere Mitte zu finden und zu bewahren. Ohne diese Selbsterkenntnis ist es kaum möglich, zu Klarheit und innerer Wahrheit zu kommen und zu einem echten eigenen Erleben der Engel und lichtvollen Wesen zu gelangen. Eine Aufnahme und Übermittlung von Engelbotschaften ist ohne diese Voraussetzung ohnehin nicht denkbar.

Schutzengelmeditation für jeden Tag

Der Sinn dieser Übung ist, dass Sie Tag für Tag die jeweils richtige, für Sie passende und für Ihre Entwicklung stimmige Grundhaltung zu Ihrem Leben und zu sich selbst annehmen. Die Übung kann bis zu einer halben Stunde dauern, sie kann jedoch auch dann bereits sehr hilfreich sein, wenn Sie sie nur kürzer durchführen. Wesentlich ist, dass Sie sich den ganzen Tag über immer wieder an die einmal gefundene rechte Grundhaltung erinnern und immer wieder in diese Haltung zurückfinden. Dann wird allmählich Ihr ganzer Alltag zu einer »Schutzengelmeditation« werden. Vor allem dann, wenn Hindernisse oder Schwierigkeiten im Alltag auftauchen, sollten Sie sich an diese morgendliche Meditation erinnern und bewusst wieder diese stimmige Haltung einnehmen. Nur so wird das spirituelle Leben in der Praxis Wirklichkeit; sonst bleibt das nur Theorie und Wunschdenken. Die Übung ist günstig nach dem Frühstück auszuführen, wenn Sie gut geerdet sind und der Tag dann richtig anfängt. Sie können dabei bequem sitzen. (Ich gebe die Übung nur in Stichworten an, damit sie übersichtlicher bleibt.)

ÜBUNG

- Atme tief und sanft in den Bauch.
- Entspanne die ganze Muskulatur von unten bis oben.
- Dann sagst du innerlich, mental: »Ich verbinde mich mit der lichtvollen geistigen Welt.« Dabei stellst du dir eine Lichtsäule in dir vor, die vom Wurzelchakra durch alle Chakras über das Scheitelchakra bis in den Himmel reicht.
- »Ich bitte um Schutz. Ich bitte um Segen für meinen Lebensweg.« Stelle dir dabei eine liegende Acht (Lemniskate) vor.

- »Ich bitte um Segen für mich und meine Lieben.« Vergegenwärtige dir dabei einen Lichtkreis um dich herum (als ob sich ein Lichtmantel um deine ganze Aura legt). Du stellst dir auch deine Lieben wie von einem Lichtkreis umhüllt vor.
- »Mein lieber Schutzengel, du bist in meinem Leben willkommen. Nimm mich an die Hand, führe mich, hilf mir, in Liebe zu wirken. Teile mir die notwendige innere Haltung für meinen nächsten Schritt mit.«
- Nimm bewusst dein Herzchakra wahr. Nun fragst du deinen Engel: »Welche innere Haltung ist für den heutigen Tag wichtig?« Sieh (auch wenn du glaubst, dir das »nur« einzubilden!) oder spüre, in welcher Haltung sich dein Engel dir jetzt zeigt. (Hält er zum Beispiel seine beiden Arme sanft nach oben, oder hält er die Arme, als ob er die Welt umarmen wollte, oder steht er in sich gesammelt, mit gefalteten Händen, als ob er betet?) Die Haltung des Engels, wie du sie wahrnimmst, gibt dir den Impuls, wie deine innere Bewusstseinshaltung für heute sein sollte. (Es könnte sein, dass sich dein Engel ganz anders zeigt; bleibe offen für das, was du empfängst bzw. empfindest, und richte dich danach. Menschen, die meinen, gar nichts wahrnehmen zu können, sollten sich einfach immer wieder auf die Grundhaltung der Liebe besinnen.)
- Zum Abschluss: Spüre im Herzchakra ein lichtvolles Kreuz. Du atmest tief ein, wobei sich in deiner Vorstellung ein Lichtkreuz nach oben entfaltet, in den Himmel; du atmest aus, das Lichtkreuz geht nun tief in die Erde hinein. Beim weiteren Atmen entfaltet sich das Kreuz nun nach links bzw. nach rechts.

- Danach nimmst du erneut einen Lichtkreis wahr, der sich wie ein Schutzkreis um dieses Kreuz legt, das dich in deine Mitte bringt und zugleich mit Himmel, Erde und Welt verbindet.
- Beende diese Meditation (und jede Meditation), indem du dein Herzchakra anlächelst und zu dir selbst innerlich sagst: »Ich liebe mich.«

Wenn Sie diese Meditationsart regelmäßig üben, gewinnen Sie einen immer besseren Kontakt zu Ihrem Schutzengel, und gleichzeitig erlangen bzw. stärken Sie auch andere gute Eigenschaften in sich. Sie bekommen eine dauerhaftere und beständigere göttliche Anbindung; Sie vertiefen Ihr Urvertrauen und machen es stabiler; Sie lernen, die Menschen an das Licht abzugeben, anstatt sie auf dem eigenen Rücken herumzuschleppen. Kurzum: Sie befinden sich in einer sanften, aber aktiven geistigen Entwicklung und entfalten Ihre Intuition; Sie erleben immer intensiver Gleichgewicht und Liebe in Ihnen selbst, um so im eigenen Wachstum voranzuschreiten und Ihre eigene Wahrheit zu leben.

Erklärung der Symbole in der Schutzengelmeditation

Hier noch einige Hinweise zu den Symbolen, die in der Schutzengelmeditation eine Rolle spielen.

Lichtstrahl vom Wurzelchakra in den Himmel = Ich verbinde mich mit der lichtvollen geistigen Welt. Innere Souveränität, welche schneller zu einer dauerhaften geistigen Anbindung führt.

Liegende Lemniskate = Unendlicher Fluss, löst Stauungen in deinem Leben auf, führt zum Urvertrauen.

Ein großer, uns umgebender Kreis = Segenskraft des Himmels annehmen, welcher zu reinen Taten führt.

Segenskreis um unsere Lieben = Diese an das Licht übergeben und in ihnen das Urvertrauen fördern, ohne Manipulation.

Gerader Lichtstrahl in den eigenen Lebensweg = Täglich innere Ausrichtung auf den tatsächlichen (auch unbekannten) Lebenssinn und Reinigung der eigenen Lebensstrecke.

Kontaktaufnahme zum Schutzengel = Herzchakrakreis auf der Brust ermöglicht uns, unser Herz zu öffnen und in Liebe zu wachsen, mit dem wahrhaftigen Impuls des eigenen Schutzengels.

Das ungleichschenklige Kreuz durchs Herzchakra im Körper entstehen lassen = Das Gleichgewicht auf allen Körper-Seele-Geist-Ebenen. Der Reinheitsimpuls.

Großer um uns entstehender Lichtkreis = Bewusstwerdung der neuen Kraft, der neuen Sensibilität.

Selbstliebe: »Ich liebe mich« = Erkenntnis über allgöttliche Liebe zu dir. Dies ist nur möglich, wenn man in sich im Frieden ist.

Bitte vergleichen Sie auch die sehr viel ausführlichere Beschreibung der Deutungen von Symbolen ab Seite 101.

ÜBUNG
BOTSCHAFTEN VOM SCHUTZENGEL

- Setze dich bequem hin.
- Denke nur an deinen Atem und atme tief in deinen Bauch hinein.
- Sei in deinem Körper entspannt.
- Finde zu deiner Selbstliebe.
- Spüre dein Herzchakra warm und weich.
- Stelle in deinem Herzen die 1. Frage an die lichtvolle geistige Welt: »Von wem bekomme ich meine Botschaften?«
- Atme tief, und ruhe in dir.
- Beobachte, was du an Farben, Gestalt, Bewegungen rechts, links, unten und oben spürst.
- Stelle in deinem Herzen die 2. Frage: »Wo ist mein Schutzengel?«
- Atme tief, spüre Zufriedenheit in dir. Beobachte Licht- und Gestaltveränderungen.
- Stelle in deinem Herzen die 3. Frage: »Was hast du mir zu sagen?«
- Atme tief, beobachte Gestik, Hände und Gesicht des Lichtwesens sowie dein eigenes Gefühl dabei.
- Spüre die Herzensfülle in dir!
- Beobachte den Lichtfluss um dich herum.
- Spüre die Botschaft in deinem Herzen.
- Atme ruhig und freundlich. Definiere die Gefühle in Form einer klaren Botschaft, die in wenigen Worten zum Ausdruck kommen.
- Bedanke dich innerlich und atme dreimal tief durch.
- Spüre deinen Körper und komme zu dir.

Überprüfen Sie Ihre Botschaft auf ihre vollkommene Stimmigkeit mit der »Selbstüberprüfungsübung« (siehe Seite 62). Wenn Sie tief und ruhig atmen und dabei innen ein wohliges Lächeln spüren, dann haben Sie die Botschaft richtig, vollständig und stimmig vernommen. Wenn Sie das nicht so erleben, sollten Sie dieselbe Übung noch ein paarmal durchführen, mit mehr Ruhe und Gelassenheit.

- Es gibt alltagserprobte Übungen, um einen eigenen Kontakt zum Schutzengel aufzunehmen und eigene Botschaften zu empfangen.
- Bestimmte Symbole spielen für die Schutzengelmeditation eine wichtige Rolle.

5.
Engelbotschaften als Grundlage für Heilarbeit

Was Engelbotschaften sind. Wie man eigene Engelbotschaften empfangen und auf ihre Authentizität überprüfen kann. Verlässliche Grundlagen für die Heilarbeit mit Engeln.

Am Ende des letzten Kapitels haben Sie bereits eine Übung kennengelernt, um Botschaften des Schutzengels zu erhalten. Engelbotschaften sind nach meiner Auffassung die wesentliche Grundlage für jede Arbeit mit der Heilkraft der Engel. Denn es reicht nicht aus, schöne Vorstellungen, fromme Wünsche oder eine farbige Vorstellungskraft zu entwickeln und zu hoffen, dass dann auch die Heilkräfte der lichten geistigen Welt und der Engel sich irgendwie an den Prozessen beteiligen würden.

Wenn es darum geht, nicht vom kleinen Ego her heilen zu wollen, sondern als Kanal oder Übermittler einer höheren Einsicht und Heilkraft wirken zu dürfen, sind authentische Engelbotschaften das solide Fundament, um zu wissen, wo wir stehen, was der jeweilige Mensch braucht, was möglich ist, wo Grenzen sind und dergleichen mehr.

Was sind echte Engelbotschaften?

Engelbotschaften sind Mitteilungen aus einer göttlichen Ebene an einzelne Menschen, die von Lichtwesen für diese Menschen überbracht werden.
Engelbotschaften werden in der Regel über besondere innere Bilder vermittelt, die von Gefühlen oder Empfindungen begleitet werden. Wenn diese Empfindungen stimmig sind, wenn Bild und Gefühl übereinstimmen, dann stellen sich sozusagen von selbst Worte ein, die diese Botschaft auszudrücken vermögen. Dann wird nichts phantasiert, projiziert oder schlicht ausgedacht (wenn auch sicher mit besten Motiven), sondern dann wirkt wirklich eine überpersönliche lichte Kraft.
Ein Beispiel: Ich sehe einen Schutzengel, der groß und hell neben einer Person steht. Ich sehe, wie sich der Schutzengel mit dieser Person verbindet, als ob er in sie hineinginge. Dazu stellt sich ein Gefühl der inneren Stimmigkeit ein, und ich spüre, wie dieser Engel Weisheit ausstrahlt. Daraus entsteht eine Botschaft, in diesem Fall war es: »Du hast die Kraft, Wissen und Weisheit zu verbinden und weiterzugeben.«

Bei echten Engelbotschaften hört man nie so etwas wie eine fremde oder gar bedrohliche Stimme. Echte Engelbotschaften sind immer von einem Gefühl des Vertrauens erfüllt. Sie lassen den Menschen die Freiheit, sich so zu entscheiden, wie es ihrem eigenen Willen entspricht. Die Engel geben Impulse, fordern aber nicht ein, dass Sie sie befolgen. Engel klären auf, verbinden ihre Führung aber nicht mit düsteren Warnungen, was angeblich alles passieren würde, wenn man ihnen nicht folgt.

Auch dazu ein Beispiel. Anfang 2008 war ich im SWR-Fernsehen in die Talkshow »Nachtcafé« eingeladen. Manche liebe Menschen rieten mir ab, dort hinzugehen, weil ich überwiegend skeptischen oder sogar zynischen Teilnehmern gegenübersitzen würde und überhaupt kein echtes Interesse an Engeln bestünde. Meine Engel wiesen mich jedoch darauf hin, dass – bei aller Skepsis und negativer Einstellung – genug Positives über die Existenz und die Hilfsbereitschaft von Engeln »rüberkommen« würde und dass ich deshalb diese Chance nicht ungenutzt verstreichen lassen sollte. So ging ich also hin, und die Reaktionen, auch nach der Wiederholung der Sendung, machten deutlich, dass Menschen, die echtes Interesse an der lichtvollen geistigen Welt haben, trotz meiner recht kurzen Beiträge doch etwas Gutes aus dieser Fernsehsendung haben ziehen können. Engel benutzen also nicht, salopp gesagt, »Zuckerbrot und Peitsche«, sondern sie geben uns freundschaftliche Hinweise und Hilfen.

Achtsamkeit bei der Übermittlung von Engelbotschaften

Eine Engelbotschaft ist die Quintessenz der Summe Ihrer Wahrnehmungen!

Verwenden Sie bitte nach Möglichkeit keine schweren oder negativen Wörter, sondern spüren Sie lieber etwas länger

in Ihre eigene Wahrnehmung hinein, um den Worten dann Leichtigkeit und Freude zu geben. Sie werden feststellen, dass die Quintessenz dabei keineswegs verlorengeht.
Fragen Sie nach, ob »Aufgaben« zum Beispiel privater oder beruflicher Natur sind.
Wenn ein schweres oder dunkles Symbol auftaucht und nicht zu vermeiden ist, dann achten Sie darauf, diesem sofort eine lichtvolle Erklärung hinzuzufügen.

Wenn Sie in sich spüren, dass noch eine Frage offen ist, dann warten Sie ab, ob sich die Engelbotschaft noch ergänzen bzw. vervollständigen will.
Fragen Sie zum Beispiel: »Liebe lichtvolle geistige Welt, hast du diesem Menschen (hast du mir) noch etwas zu sagen?« Wenn nötig, fragen Sie ein paarmal nach.

Deutlich zuhören, ob sich noch eine 2. Botschaft meldet.

Wenn in der Engelbotschaft das Wort Liebe vorkommt, versuchen Sie diesem einen praktischen Ansatz zu geben; zum Beispiel »liebevolle Taten im Alltag«.

Es hat wenig Sinn, Zeitangaben zu erfragen oder »Wahrsagefragen« an die lichtvolle geistige Welt zu stellen. Bei Zukunftsfragen sollten Sie auf die Entwicklung von Vertrauen und den Abbau von vielleicht vorhandenen Besorgnissen und Druck achten.
Teilen Sie eine Engelbotschaft, die Sie einem anderen Menschen übermitteln, voller Sicherheit und Vertrauen mit. Verwenden Sie keine unklaren oder unsicheren Wörter wie »vielleicht«, »ich meine« und so fort.

Verheimlichen Sie auch keine Botschaften, sondern klären Sie auf.
Ein Beispiel: Sie sehen in Ihrem inneren Bild ein schwarzes Kleid. Erschrecken Sie nicht, sondern bleiben Sie neutral. Dann erfahren Sie die Engelbotschaft: »Lasse deine Trauer los.«

Seriöse Heiler und Berater geben keinerlei Empfehlung im Hinblick auf Trennung, Wiederversöhnung oder neuer Begegnung in einer Partnerschaft. Denn das tun die Engel, die unseren freien Willen achten, auch nicht! Lassen Sie den Menschen, wenn Sie für andere tätig sind, ganz in seiner eigenen Willens-, Erkenntnis- und Entscheidungsfreiheit.
Verwenden Sie keine Krankheitsbegriffe oder medizinische Fachbegriffe.
Achten Sie darauf, den Botschaften einen praktischen Ansatz zu geben, bzw. schauen Sie darauf, ob der Klient selbst etwas tun sollte oder könnte.

Wenn Sie neue Gebete aus der lichtvollen geistigen Welt empfangen und dann an andere Menschen weitergeben möchten, sollten Sie meiner Erfahrung nach auf folgende zwei Punkte besonders achten:
a) Vollständigkeit des Gebets (also nicht selbst »redigieren«),
b) Ich-Form des Gebets.

Hier ein Beispiel:
Ich weiß, dass die Situation heute so ist.
Ich weiß, dass der Lebensfluss weitergeht.

Ich bitte die Engel, mir zu helfen, mit offenem Herzen die Lösung zu sehen und alles ins Lichtvolle zu wandeln, was ich nicht selbst verändern kann.

Nicht die Länge eines Gebets oder einer Botschaft ist für deren Qualität ausschlaggebend, sondern ihre Klarheit. Engelbotschaften sind niemals angsteinflößend. Es sind unsere Blockaden, die uns, während wir Botschaften hören und Gebete sprechen, »Angst machen« könnten – weil wir spüren, dass wir dabei sind, unser Herz weiter als je zuvor zu öffnen! Lassen Sie sich bzw. Ihrem Klienten in diesem Fall genug Zeit, und achten Sie auf eine ruhige, harmonische Bauchatmung.

Eine Engelbotschaft ist immer personenbezogen. Wenn wir eine echte Engelbotschaft mündlich oder schriftlich weitergeben, wird sie in der »Du«-Form erfolgen.
Achten Sie bei der Qualität von Schutzengelbotschaften auf deren klare Bedeutung, Vervollständigung, eventuelle zusätzliche Hilfen wie Gebete sowie darauf, ob sich vielleicht eigene Muster in die Engelbotschaft »einschleichen« und sie verändern.

Engelbotschaften und Wortwahl

Links steht eine oft übliche Wortwahl, rechts ein Vorschlag, wie man es anders sagen könnte.

Moral = Selbstverurteilung
Du hast keine Schuld = du hast alles richtig gemacht
Sünden sind vergeben = Vergebung und Loslassen
Du warst eine Zauberin = du trägst viel magisches, kosmisches Wissen in dir
Achte auf Gefahren = achte auf die Folgen
Pflicht = Dienen
Müssen = möchte, sollte
Lügen = achte auf Ehrlichkeit

Engelbotschaften und Engelgestalt

Auch hier nur wenige Stichworte. Sie werden im Verlauf der eigenen Praxis zahlreiche zusätzliche Aspekte kennenlernen.

Großer Schutzengel = »Du hast viel Kraft.«
Auffallend starke Lichtflügel = »Du hast viel Antriebskraft.«

Normalerweise zeigt sich der Schutzengel in ähnlich großer Gestalt wie ein Mensch. Zeigt sich ein Schutzengel in einer auffallend kleinen Gestalt, so bedeutet das: »Lieber Mensch, du hältst dich aber für sehr klein.«
Tatsächlich gilt, dass jeder Engel die seiner Aufgabe entsprechende Größe annimmt.
Sollten zusätzliche Engel erscheinen, so bekommt der Mensch himmlische Hilfe bei einer speziellen Aufgabe.

Platz des Schutzengels

Hinweise, wie sich der Platz, an dem wir den Schutzengel im Verhältnis zu seinem Schützling wahrnehmen, deuten lässt.

Schutzengel steht vorne
- ~ mit dem Rücken zum Schützling = die Botschaft ist zukunftsorientiert
- ~ mit dem Gesicht zum Schützling = steh auf

Schutzengel steht hinten
- ~ mit dem Gesicht zum Schützling = ich schütze und stütze dich
- ~ mit dem Rücken zum Schützling = räume in karmischen oder vergangenen Angelegenheiten auf

Schutzengel steht rechts = komme in die Tat

Schutzengel steht links = gehe ins Vertrauen, lass dich da hineinfallen

Schutzengel steht innen = große Intuitionskraft

Schutzengel steht über einem = achte auf dich, kläre deine Gedanken

Schutzengel steht unter einem = finde deinen Weg in das Licht

Schutzengel dreht sich = knüpfe an deiner Lebensfreude an

Schutzengel schwebt = erde dich, löse die Angst

Schutzengel steht in allen vier Richtungen = sei in deinem Leben offen

Reihenfolge bei Engelbotschaften

Lassen Sie erst die Hauptbotschaft kommen, dann:

- Das Bild wiedergeben
- Die Botschaft wiedergeben
- eventuelle zusätzliche Fragen an die Engel stellen

Die Abfolge ist also: Frage, Bild, Bedeutung, Botschaft.

Gerade Menschen, die den Weg aus Wut und Schuld gefunden haben, die sich geheilt und zu Erkenntnis, Kraft, Liebe und zur Demut für die Liebe gefunden haben, können mit praktisch bewährter Spiritualität sich und andere heilen. Solche Erfahrungen erinnern Heiler und Hellseher daran, sich nicht über andere zu stellen oder gar ihr Wissen zu missbrauchen.

- Echte Engelbotschaften bilden die wesentliche Grundlage für geistige Heilarbeit mit der Kraft der Engel.
- Achtsamkeit, Übung und eine ethische Grundhaltung sind notwendige Voraussetzungen, um Engelbotschaften authentisch zu empfangen und unverfälscht zu übermitteln.

6.
Formen der energetischen Wahrnehmung

Entwicklung von Intuition; Abfragen des Höheren Selbst; bewusste Wahrnehmung von Symbolen, um daraus Botschaften über Befinden und Heilungsmöglichkeiten abzulesen.

Schulung der Intuition

Wer als Heilerin oder Heiler tätig sein möchte, wer anderen Menschen geistige Beratung anbietet, kommt nicht umhin, sein eigenes spirituelles Bewusstsein zu schulen und einen individuellen Weg zur Entfaltung des eigenen Lebensplans zu finden. Wir müssen den Kontakt mit der lichtvollen geistigen Welt gezielt, dabei jedoch auf natürliche und organische Weise, aufbauen, stärken und vertiefen, ohne in der persönlichen spirituellen Entwicklung etwas zu überspringen oder uns selbst dabei zu überfordern (und dann womöglich nur aus einer gutgemeinten Einbildung heraus zu wirken).

Ziel ist, dass wir eigenverantwortlich und frei unser Leben bestimmen, weil wir uns wie selbstverständlich und praktisch immer in Verbindung mit lichtvollen Helfern wissen. So vertrauen wir immer mehr auf die Führung durch unsere Engel.

Die Schutzengelmeditation und die Übung zur Selbstüberprüfung haben sich dabei in meinen entsprechenden Kursen zur Ausbildung zum energetischen Heiler und zur Schulung der eigenen Hellsichtigkeit besonders bewährt. Sie werden helfen, Ihre Lebensaufgaben klarer zu erkennen und den eigenen Entwicklungsweg mit mehr Zuversicht und Kraft zu gehen. So bilden wir uns selbst, mit der Hilfe aus der geistigen Welt, zu harmonischen, ganzheitlichen Menschen unserer neuen Zeit.
Es ist notwendig, dass wir an uns selbst arbeiten, bevor wir anderen Menschen unsere Dienste anbieten. Denn zunächst müssen wir alte Muster und verhärtete Gewohnheiten sowie angstbestimmte Verhaltensweisen ablegen und uns stattdessen bewusst immer öfter und schöner vom inneren Licht führen lassen.

Übung zur Selbstüberprüfung

Die eigene Selbstüberprüfung ist besonders wichtig, wenn wir andere Menschen beraten bzw. uns oder andere geistig heilen. Ich führe sie auch immer mit den Teilnehmern bei den Lehrgängen durch zur Ausbildung von Hellsichtigkeit, in denen es vor allem um das eigene Schauen und Sehen von lichtvollen Geistwesen geht sowie um die Wahrneh-

mung und Entwicklung von Heilkräften, wobei auch der Austausch mit Lichtwesen eine Rolle spielt.
Diese Übung ist nach meiner Erfahrung eine wesentliche Grundlage für alle anderen Bewusstseinsübungen. Sie wollen ja sicher sein, ob Antworten, die Sie spüren, empfangen, hören oder anders wahrnehmen, echt sind oder nicht.

Bekommen Sie Antworten auf Ihre Fragen von einem Muster, einem Egoaspekt, einem eigenen Doppelgänger oder vielleicht auch durch manipulierende Gedankenmuster eines anderen Menschen (eines Gurus, eines Therapeuten oder einer anderen Person, von der Sie abhängig sein könnten) oder von noch nicht ganz reinen Wesen aus weniger lichtvollen Sphären?
Oder erhalten Sie eine Botschaft von lichten Helfern, aus wirklich höheren Geistesebenen, von Engeln oder Erzengeln, vielleicht aber auch von Ihrem Höheren Selbst, Ihrem wahren Geist oder aufgrund einer reinen und echten Intuition?

Der Sinn der folgenden Übung ist also, dass Sie sich vergewissern können, ob Ihre Eingebungen, Impulse, Antworten und so fort, die Sie aus der lichtvollen geistigen Welt empfangen möchten, wirklich von dorther stammen. Sind sie aus einer klaren, reinen Quelle oder sind Sie dabei, in eine Sackgasse oder auf einen falschen Weg zu geraten? Mit dieser Übung können Sie nicht nur das überprüfen, sondern auch, ob Ihre Lehre, der Sie sich derzeit widmen bzw. Ihr Lehrer noch passen oder für Sie und Ihre weitere Entwicklung nicht mehr stimmig sind.

Grundsätzlich gibt es eine sehr einfache und dabei sehr zuverlässige »Methode«, wie Sie überprüfen können, ob das, was Sie als Hinweise zur geistigen Führung erhalten, aber auch das, was Sie vielleicht als Ziel anstreben oder gerade vorhaben, für Sie und Ihren Entwicklungsweg und Ihre Individualität jetzt stimmig ist oder nicht.

VORBEREITUNG ZUR ÜBUNG

Wenn Ihr Atem leicht und sanft fließt, wenn Ihr Herz ruhig und warm schlägt, wenn Ihre Gedanken und Gefühle harmonisch sind, voller Zuversicht, Klarheit und Vertrauen, dann geben Körper, Seele und Geist Ihnen damit ein praktisch untrügliches Zeichen, dass Ihr Weg richtig ist. Es kommt nicht darauf an, ob Sie bei der folgenden Übung abschweifen, sondern ob Sie sich von einem Gefühl der inneren Freude und der heiteren Gelassenheit begleitet spüren. Auch ein solches Gefühl der klaren Freude ist ein Signal, dass Sie auf dem für Sie persönlich richtigen Weg sind.

Falls Ihr Atem allerdings unregelmäßig wird oder unnatürlich, wenn Sie an die Botschaft oder das Vorhaben denken, falls Ihr Herzschlag nicht mehr harmonisch und gleichmäßig läuft, falls Sie bleich oder rot, angespannt oder sorgenvoll werden, dann sind das markante Signale dafür, dass etwas für Sie und Ihre Individualität und Wahrheit gar nicht stimmt. Auch, wenn Sie statt Freude depressive Stagnation bzw. eine Stockung von Energien in sich spüren, zeigt Ihnen das an, dass Sie nach einem anderen Weg und einer anderen inneren Haltung und Führung suchen sollten.

ÜBUNGSANLEITUNG
SELBSTÜBERPRÜFUNG

- Setze dich entspannt und bequem hin. Schließe die Augen.
- Atme tief und sanft in den Unterbauch hinein. Lass dir damit Zeit, bis du spürst, wie sich in dir ein Gefühl von Ruhe, Gelassenheit und Freude ausbreitet.
- Lege deine Hände auf den Bauch, damit du immer deinen sanften und tiefen Atem weiter wahrnimmst.
- In dieser Haltung bist du nun genügend neutral und unvoreingenommen, dass du an die Frage oder die Entscheidung denken kannst, die du überprüfen möchtest.
- Beobachte, wie sich dein Atem anfühlt und welche Empfindungen du hast, wenn du »Ja« zur Frage oder Entscheidung sagst. (Vier Beispiele: »Ist dieser Traum ein Hinweis, dass ich mehr auf meine Gesundheit achten soll?«; »Kommt diese Engelbotschaft aus einer reinen Quelle?«; »Hilft sie mir in meiner Entwicklung weiter?«; »Ist die Entscheidung, umzuziehen, für mich und uns jetzt richtig?«)
- Beobachte dann, wie sich Atem und Empfindungen entwickeln, wenn du »Nein« dazu sagst.
- Vergleiche bewusst, ob du beim »Ja« oder beim »Nein« Freude, Gelassenheit, Harmonie und so fort gespürt hast. (Wenn du meinst, dass es keinen Unterschied gäbe, dann stelle dir eine leichtere Frage, zum Beispiel: »Ist es gut für mich, fünf Kilo Kartoffeln auf einmal zu essen?« Dabei wirst du mit Sicherheit einen eindeutigen Unterschied in der Reaktion deines Körper-Seele-Geist-Systems auf »Ja« und »Nein« feststellen. Einen derartigen Unterschied,

wenn er auch vielleicht viel schwächer ausfällt, wirst du dann auch bei der Wiederholung deiner Ausgangsfrage bemerken können.)
- Beende diese Übung, indem du nun nicht mehr an diese Frage denkst, mehrmals erneut bewusst sanft und tief atmest, dir selbst zulächelst und dich für die Selbstliebe öffnest.

Wenn wir mit der lichten geistigen Welt Kontakt aufnehmen und »reden«, empfangen wir Antworten oft in Form von Symbolen, nicht jedoch durch mentale Übermittlung von Worten oder ganzen Texten. Zur Einstimmung auf den rechten Umgang mit Symbolen dient die nächste Übung, die ich in Form von Stichworten anbiete.

ÜBUNGSANLEITUNG
HÖHERES SELBST UND SYMBOLE

- Setze dich bequem hin.
- Atme 3 × tief durch, um ein Gleichgewicht im Körper herzustellen.
- Spüre ein Herzenslächeln in der Brust, um in der Seele ausgeglichen zu sein.
- Frage dich: »Welches Symbol möchte ich begreifen?« Stelle in geistiger Klarheit eine kurze Frage dazu.
- Atme ruhig.
- Sieh oder denke ein Symbol (oder stelle es dir vor).
- Spüre den Herzensraum, um in der Dreifaltigkeit von Geist, Seele und Körper zu bleiben.

- Stelle die Frage: »Was bedeutet das Symbol?«
- Lass die Antwort aus dem Herzen kommen, wie ein Lichtstrom, als Ausdruck des Höheren Selbst.
- Erfühle die Antwort und fasse sie in Worte.
- Überprüfe die Antwort im Atem (ob du ruhig atmest und innerlich lächelst).
- Komme im Bewusstsein des inneren Lächelns zu dir, und beende die Übung.

- Intuition und »übersinnliche« Wahrnehmung kann man schulen.
- Es ist notwendig, sich regelmäßig selbst zu überprüfen, ob es sich wirklich um Botschaften aus der lichten Welt bzw. ob es sich um eine echte »übersinnliche« Wahrnehmung handelt.
- Dazu gibt es zwei praktische Übungen.

7.
Körperliche und geistige Wahrnehmungen von Lichtwesen

Arten der Hellsichtigkeit und wie man sie entwickelt. Qualitäten der Wahrnehmung und die mögliche Bedeutung verschiedener Reaktionen, auch körperlicher Symptome.

Es gibt bekanntlich unterschiedliche Formen von spirituellen Wahrnehmungen, also von Wahrnehmungen, die über die normalen physischen Sinnesempfindungen hinausgehen. Von Pater Pio wird zum Beispiel berichtet, dass seine geistige Gegenwart – obwohl er sich viele Hunderte von Kilometern entfernt aufhielt – durch einen charakteristischen Veilchenduft bemerkbar machen könnte. Da zahlreiche Menschen über solche Erfahrungen berichten, nämlich dass sie diesen Blütenduft unmittelbar physisch gerochen haben, kann man in solchen Fällen auch nicht von »übersinnlichen« Wahrnehmungen sprechen. Vielmehr ist es offensichtlich möglich, dass sich geistige Phänomene auch physisch manifestieren. Andererseits gibt es spirituelle Wahrnehmungen, die ganz persönlich erfolgen und sich anderen gegenüber auch nicht »beweisen« lassen. Wer Channelings durchgibt, spürt oft mehr, als dass er etwas mit den eigenen Augen sieht. Und wer Channelings empfängt, wird die Qualität der Botschaft meist nur an ihrer Stimmigkeit ermessen können, da der Empfänger in der Regel die Durchgabe ja nicht selbst erhält.

Ich möchte an dieser Stelle typische Formen der Wahrnehmung der Präsenz von Lichtwesen und ihren Botschaften eingehen, wie ich sie selbst und wie sie die meisten Teilnehmer in unseren Lehrgängen erleben.

Zugleich möchte ich ausdrücklich betonen: Lassen Sie Ihre geistige Wahrnehmungsfähigkeit sich natürlich entwickeln und integriert in ein individuelles gesundes Alltagsleben im Hier und Jetzt und in persönlich gültige ethische Werte. Eine forcierte Entwicklung nutzt keinem und führt unter Umständen nur zu einer unnatürlichen Abgehobenheit oder gar zu psychischen Belastungen.

Hellsichtigkeit

- Viele Menschen können, zumindest nach einiger Anleitung, Energiefelder oder Kraftfelder bzw. die Aura um andere Menschen, manchmal auch um Tiere, Pflanzen oder Gegenstände sehen, und zwar mit offenen Augen, also physisch.
- Es gibt Menschen, die Farben, Lichtwesen oder auch Verstorbene sehen sowie Naturwesen, Elfen und so fort. Das kann sowohl mit offenen Augen und auf der äußeren Ebene geschehen als auch vor dem geistigen Auge, also als innere Bilder.

- Gerade kleine Kinder bis etwa sechs oder sieben Jahren erleben bekanntlich die Verbindung zur lichten geistigen Welt durchaus oft noch so (vor allem, wenn sie naturnah aufwachsen), dass sie helle Geistwesen direkt sehen und mit ihnen sprechen.

Hellhörigkeit

- Es kommt vor, dass Melodien und Töne aus den Engelshierarchien Menschen erreichen. Pythagoras sprach von der »Sphärenmusik«, berühmte Komponisten haben erzählt, dass sie ihre Musik erst innerlich gehört oder irgendwie anders wahrgenommen haben, bevor sie sie niederschrieben.
- Es gibt auch Botschaften – von Engeln, von lichten Wesen oder während einer Christusbegegnung –, die wie ein Hellhören sind. Dabei handelt es meist um eine kurze und klare Botschaft, die nicht wiederholt wird, den Menschen jedoch mit unendlichem Urvertrauen erfüllt und sich als völlig stimmig erweist.
- Es könnte allerdings auch vorkommen, dass sich weniger lichtvolle Wesen melden. Das beginnt oft mit unreinen Gedanken, von denen man vielleicht sogar meint, es seien die eigenen. Wenn der Mensch dann unglücklich wird und sich solchen Gedankenimpulsen weiter oder noch mehr aussetzt, bekommt diese unreine Stimme eines Geistwesens eine gewisse Macht, wird lauter, dominanter und bedrohlicher. Wenn das wie eine Schallplat-

te wirkt, die steckengeblieben ist, kann das zu psychischen Belastungen führen.

Hellriechen

- Engel können sich uns auch durch angenehme Blumendüfte bemerkbar machen. Auch Naturwesen können diese auf ihre eigene Art.
- Verstorbene können sich mit einem Geruch melden, der dem Menschen bereits bekannt oder vertraut vorkommt.
- Reliquien und Gebeine von unerlösten Seelen können säuerlich und eher unangenehm riechen.

Hellfühlen

- Dieses Phänomen tritt auf, wenn wir die Anwesenheit von bestimmten Energien körperlich spüren können, obwohl nichts zu sehen ist.
- Wenn die Präsenz lichtvoll ist, so empfinden wir sie als leicht und angenehm. Wenn sie nicht so lichtvoll sein sollte, spüren wir das wie eine drückende Last.

Hellwissen

- Dabei handelt es sich um geistige Einfälle, die Sie nirgendwo vorher gehört oder sich angelesen haben, die Sie jedoch aus tiefster Überzeugung und aus einem inneren Wissen heraus klar benennen, vorleben und vertreten können.

Achtsamkeitsregel

Die Reinheit Ihrer Seele, die Reinheit der Absicht und des Motivs gibt Ihnen immer den besten Schutz, und Sie haben so auch die ganze Kraft Ihrer Intuition zur Verfügung, Sie selbst im göttlichen Sinne zu sein und zu wirken.

Körperliche Wahrnehmungen während der Durchgabe einer Engelbotschaft für eine andere Person

- Die Wahrnehmungen von *körperlichen Schmerzen* im eigenen Körper ist ein Anzeichen für eine körperliche Blockade des Menschen, für den man eine Botschaft weitergibt. Diese Wahrnehmung wird dann oft von einem Gefühl begleitet: »Dieser Schmerz ist nicht mein eigener.«

- Die Wahrnehmung vom körperlichen Schmerz in Form von *Muskelverspannungen* stellt häufig ein »Ablenkungsmanöver« Ihres Unterbewusstseins dar, dass Sie (zumindest jetzt noch nicht) Ihr Herz weiter öffnen dürfen. Dieser Schmerz fühlt sich sehr real und eigen an.
- Lernen Sie, in der Liebe zu bleiben und nicht auf Leid in Resonanz zu gehen. Bewahren Sie einen ausgeglichenen Atem.
- Die körperliche Wahrnehmung einer *Energiequelle* oder eines Energiestroms bedeutet, dass lichte Kräfte fließen.
- Die körperliche Wahrnehmung von einem *angenehm kalten Schauer über den gesamten Körper* (bei beiden Beteiligten oder nur beim anderen Menschen, für den die Botschaft übermittelt wird) bedeutet: »Du hast die Wahrheit ganz erfasst.« Belastungen lösen sich dann meist unmittelbar auf; man fühlt sich besser, leichter.
- Die körperliche Wahrnehmung eines *angenehm kalten Schauers an den Beinen bzw. am Rücken* bedeutet, dass sich karmische Blockaden auflösen.
- Die körperliche Wahrnehmung eines unangenehm kalten Schauers (wie durch kaltes Wasser oder etwas Fremdartiges) deutet darauf hin, dass in der Aura der Person die Energie von Verstorbenen ist. Helfen Sie sich in dem Fall mit einem Befreiungsgebet für Verstorbene (siehe Seite 152).
- Ist ein solcher kalter Schauer von *Schwindel und Übelkeit* begleitet, so deutet dies auf starke Besetzungen hin. Finden Sie heraus, was Sie bzw. den Klienten unglücklich macht, und helfen Sie sich mit einem Schutzgebet (siehe Seite 146).
- Wenn bei einer Engelbotschaft *wohltuende, heilsame*

Tränen fließen, so öffnet sich das Herz für diese Arbeit energetischer Heilung immer mehr.
- Kommen bei einer Engelbotschaft *belastende Gefühle* hoch und *unangenehmer Tränenausbruch,* so kann sich damit auch Leid lösen. Achten Sie dann auf ruhigen gleichmäßigen Atem und spüren Sie bzw. der Klient in diese Gefühle hinein, »springen« Sie vertrauensvoll hinein.
- Sanfte körperliche *wiegende, kreisförmige Bewegungen* deuten darauf hin, dass sich Energien einpendeln und die Muskulatur stabilisieren.
- Eher *unangenehme körperliche Bewegungen* sind Zeichen dafür, dass sich tiefsitzende Blockaden auflösen.
- Extrem starkes *Herzklopfen* ist nur ein Zeichen von innerer Aufregung.
- Falls Sie sich bei der Übermittlung einer lichtvollen Botschaft für einen anderen Menschen auch selbst in dieser Botschaft miterleben, dann erkennen Sie damit einen Teil von sich.
- *Wärme* und das *Kribbeln* in den Händen und Füßen öffnet die Energiebahnen für Ihre Heilkraft bzw. die des Klienten.
- Wenn der Körper während einer Botschaft innerlich oder äußerlich in eine *unangenehme Schieflage* verfällt, so hat der Mensch seine natürliche Erdung verloren. Machen Sie dann eine Pause, spüren Sie Liebe und achten Sie darauf, die ruhige Bauchatmung gleichmäßig weiter durchzuführen.

Weitere Qualitäten der Wahrnehmung

Farben = Ihr 3. Auge öffnet sich
Symbole = Die lichtvolle geistige Welt nimmt Kontakt auf
Lesbare Zahlen/Wörter = Altes ausgeprägtes bzw. weiterentwickeltes Wissen aus früheren Leben
Bilder = Eine Vervollständigung der Botschaft
Klare Gedanken = Der Geist filtert die Botschaft durch einen klaren Gedanken. Durch weiteres innerliches Loslassen werden auch andere Wahrnehmungsqualitäten entstehen
Nichts wahrgenommen = Üben Sie sich in der Ruhe
Mischungen der verschiedenen Wahrnehmungsqualitäten sind nicht ausgeschlossen, sondern auch wünschenswert.

Reaktionen innerhalb einer Meditation

- Anfangs ist Meditieren im Liegen in Ordnung. Denn oft müssen wir erst einmal unsere Spannungen lösen.
- Sollte man beim Meditieren einschlafen und sich der Körper dabei erholen, dann hat dies auch seine Berechtigung.
- Sollten Sie das Gefühl bekommen, Liegen sei nicht mehr notwendig, dann meditieren Sie konsequent in einer entspannten sitzenden Haltung.

- Einschlafen = Blockadenlösung, Erholung
- Wegsacken = Ablenkung des Unterbewusstseins
- Im Atem bleiben = Erwünschtes Meditationsziel

- Körperliche Reaktionen in Form von Schmerz = Bitte keine Beachtung schenken, sich vom Unterbewusstsein nicht ablenken lassen, sondern tief atmen und innerlich lächeln; er löst sich meist von selbst auf.
- Reaktionen in Form von Erinnerungen = Bitte ausatmen, sich nicht ablenken lassen, durch tiefes Atmen loslassen.
- Reaktionen in Form von Emotionen = Eine alte Blockade kommt hoch, durch tiefes Atmen loslassen und heilen.
- Reaktionen in Form von planenden Gedanken = Bringen Sie Ordnung in Ihr äußeres Leben, dann sind Sie auch bereit für die Ordnung im Inneren.
- Reaktionen in Form von Energiefluss (z. B. Hitze, Kribbeln) = Energiebahnen werden frei; Heilkräfte strömen stärker, der Körper wird lichtdurchlässiger.

- Körperliche, emotionale und mentale Reaktionen lassen meist direkte Rückschlüsse zu, wie Engelbotschaften einzuschätzen sind und ob es sich um echte und lichtvolle Wahrnehmungen handelt.
- Als Daumenregel darf gelten: Wenn Sie sich wohl fühlen, entspannt, klar, licht und leicht, dann sind Sie auf dem richtigen Weg.
- Manche Reaktionen sind Hinweise, dass sich Blockaden lösen, und das ist wünschenswert, um offener und klarer im Empfangen von Botschaften zu werden.

8.
Bewusstseinsebenen

Ein Vorschlag zur Einordnung von Bewusstsein, Unterbewusstsein, Unbewusstem und verschiedenen Ebenen des Überbewusstseins als Voraussetzung zur Heilarbeit.

Bewusstsein, Unterbewusstsein, Unbewusstes, Überbewusstsein und das Höhere Selbst

Wir werden, wenn wir spirituelle Arbeit und Heilarbeit vorhaben und leisten, ob wir wollen oder nicht, mit Fragen nach dem Bewusstsein konfrontiert. Es ist ja nur zu verständlich, dass wir über uns selbst nachdenken, darüber, welche Geist- und Bewusstseinsebenen es gibt, sowie auch darüber, mit welchen Mitteln wir auf verschiedenen Ebenen wirken oder von anderen Bewusstseinskräften beeinflusst werden können.
Das Thema an sich sprengt den Rahmen jeden Buches. Es gibt seit Jahrtausenden viele Zigtausende von Texten dazu. Bereits nur ein Überblick über die verschiedenen Theorien und Thesen wäre an dieser Stelle nicht möglich; es ist aber

auch nicht notwendig. Dieses Kapitel dient dazu, einen gewissen Anstoß zu geben, sich selbst mit diesen Fragen weiterzubeschäftigen, spätestens dann, wenn sie in der praktischen Heilarbeit auftauchen.

Zunächst möchte ich eine gängige Kurzdefinition zum Thema Bewusstsein anführen. Danach meine eigene und zu den fünf Bewusstseinsarten knapp mein Verständnis und meine Deutung. (Selbstverständlich ist mir klar, dass man auch ganz andere Unterteilungen vornehmen kann, zum Beispiel Ich-Bewusstsein, Traumbewusstsein, Schlafbewusstsein, Todesbewusstsein und so fort.)

»Bewusstsein ist der Besitz und die Empfindung mentaler Zustände wie Wahrnehmungen, Erinnerungen und anderer Vorstellungen, Gedanken aller Art und Formen wie Überlegungen, Beurteilungen, Einschätzungen und Bewertungen, Planungen oder Konzeptbildungen einschließlich der dazu nötigen Aufmerksamkeit oder Achtsamkeit.«

Und dann fährt der Text bei Wikipedia ganz bezeichnend für dieses schwierige Thema fort:

»Das Phänomen des Bewusstseins gilt als eines der größten ungelösten Probleme von Philosophie und Naturwissenschaft, während es im Bereich der Psychologie in Ansätzen eine gewisse Klärung erfahren hat.«

Bewusstsein

Und nun kurz meine Sicht der Bewusstseinsebenen. Sie ist nicht »wissenschaftstheoretisch« abgesichert, sondern beruht auf meinen persönlichen Erfahrungen mit Bewusstseinskräften und Bewusstseinsebenen. Vielleicht ist diese Beschreibung für manche Leser dennoch von einigem Nutzen.

Bewusstsein ist einerseits alles Geistig-Seelische, das erdgebundene Erleben und die spirituellen Erfahrungen. Zum andern besitzt der Begriff »bewusstes Sein« eine ganz eigene Qualität, die Sie sicher von seiner Schwingung her schon erspüren.

Und schließlich ist, in einem eher alltäglichen Sinne, Bewusstsein all das, was wir an Gedanken und Gefühlen, Erinnerungen und Erwartungen, an Träumen und Ahnungen Tag für Tag erleben. Ich finde, dass der Begriff »Alltagsbewusstsein« recht gut und brauchbar umschreibt, mit welcher Art von Bewusstsein wir es tagein, tagaus meistens zu tun haben.

Die Geisteswissenschaften haben sich schon früh darangemacht zu erforschen, wie dieses »Alltagsbewusstsein« durch andere Impulse bewegt, geprägt und gebildet wird. Durch Sitten und Gebräuche, durch Familienmuster, durch körperliche Möglichkeiten und Begrenzungen, durch Wünsche und Befürchtungen, durch Freude und Leid. Unser Alltagsbewusstsein wird vor allem durch unsere Sinneserfahrungen gebildet und beeinflusst sowie durch die mentalen und emotionalen »Filter«, durch die wir unsere Erlebnisse bewerten und einordnen.

Es gibt allerdings keine griffige und schlüssige Definition, die von der Mehrheit der Theologen und Philosophen, der Naturwissenschaftler und Psychologen akzeptiert wäre. Deshalb müssen wir uns an dieser Stelle in Bescheidenheit üben. Das jedoch im Wissen und der eigenen Erfahrung, dass es Erfahrungen und Erscheinungen gibt, die Menschen sehr wohl erleben und dennoch nicht rational fassen und beschreiben können. Die mystische Literatur von Rumi zu Eckhart, von Kabir zu Angelus Silesius ist voll von Beispielen dafür.

Unterbewusstsein

Das Unterbewusstsein besteht zunächst nicht aus sich selbst heraus, sondern wird durch zwei wichtige Einflüsse nach und nach gebildet und verfestigt sich dann oft, so dass es wie ein eigenständiges Gebilde wirkt.
Ein Einfluss sind alle Sinneseindrücke, die wir vom Beginn des Lebens (und sicher schon vorher im Mutterleib) aufnehmen. Mit diesen äußeren Sinneseindrücken stellen sich mehr und mehr Bewertungen ein. Vor einem maschinenkreischenden Geräusch oder einem bösen Bellen haben wir Angst, die liebevolle Stimme der Mutter oder eine schöne Musik entspannt uns und gibt Vertrauen und so fort. Mit der Zeit bestimmen wiederholte Sinneseindrücke, die ähnlich oder gleich bewertet werden, die Muster, die sich im Unterbewusstsein festsetzen und uns von nun an mit einer gewissen Eigendynamik bestimmen. Wir können sie zwar

ändern, das erfordert aber ein bewusstes verändertes Denken, Fühlen, Bewerten und Handeln.

Ein zweiter Einfluss, der noch viel weniger erforscht ist, für die Ausgestaltung des Unterbewusstseins sind Prägungen von Eltern und Ahnen, genetisch und feinstofflich, sowie Prägungen karmischer Natur aus möglichen früheren Leben oder durch Geistebenen.

Das Unterbewusstsein wirkt letztlich wie ein Steuerungsorgan für unseren Alltag, das dieses anzieht, jenes abstößt, das eines wünschenswert und vielversprechend erscheinen lässt und etwas anderes gefährlich.

Mehr zu diesem Ansatz zum Thema Unterbewusstsein auch im lesenswerten Buch »Master Key System« von Charles F. Haanel[2]. Haanel beschreibt darin, wie unser Denken schöpferisch wirksam ist und als Grundlage für das sogenannte Gesetz der Anziehung unser Unterbewusstsein so oder so »programmiert«.

Eine andere, ganz spezielle Sicht bietet die Anthroposophie. Ich möchte sie hier in einem Zitat anführen.[3]

»Das Unterbewusstsein umfasst im Wesentlichen jene Bewusstseinsbereiche, die weniger hell als das gegenwärtige Wachbewusstsein des Menschen sind und vom menschlichen Ich nicht oder nur wenig erfasst werden, also
~ das Traumbewusstsein,
~ das Schlafbewusstsein,
~ das Todesbewusstsein.
Das Traumbewusstsein stellt dabei insofern eine Übergangsstufe dar, als die Träume, die beständig in uns weben, vom Ich gelegentlich noch halb bewusst miterlebt werden.

Keinesfalls darf das Unterbewusstsein mit *Unbewusstsein* gleichgesetzt werden. Zwar reicht das Ich in diese Bewusstseinsbereiche nicht mit seinem wachen Erleben hinein, aber für sich selbst sind diese Bereiche durchaus bewusst. Aus geistiger Sicht gibt es überhaupt nichts Unbewusstes in der Welt, sondern nur verschiedene Bewusstseinsgrade und -arten. Das Traumbewusstsein ist das Bewusstsein des Astralleibs, das Schlafbewusstsein ist mit dem Ätherleib verbunden und der physische Leib hat das Todesbewusstsein. Es sind dies frühere Entwicklungsstufen des Bewusstseins, die sich stufenweise durch größere Weite und weisheitsvolleren Inhalt auszeichnen. Da wir uns im Erdenleben mit diesen Wesensgliedern umhüllen, sind auch die damit verbundenen Bewusstseinsformen beständig in uns vorhanden; nur wissen wir davon zunächst nichts. Die künftige Entwicklung wird dahin gehen, dass das Ich diese älteren Bewusstseinsstufen mit seinem klaren Selbstbewusstsein durchdringt und dadurch in Weltbereiche vordringt, die ihm heute noch verschlossen sind. Durch entsprechende geistige Schulung wird etwas davon vorweggenommen.«

Unbewusstes

Vor allem der Schweizer Tiefenpsychologe Carl Gustav Jung hat den Begriff des Unbewussten in die Psychologie eingeführt. Er spricht vom personalen und vom kollektiven Unbewussten, das in jedem Menschen besteht und (meist unbemerkt) seelische Bewegungen hervorruft. Kräfte sind dabei vor allem Archetypen und Symbole, deren Existenz uns unbewusst ist, deren Wirkungen sich jedoch auch im Alltagsleben bemerkbar machen.

Manche Psychologen halten das Unbewusste für die »tiefste« Schicht des Bewusstseins. Der amerikanische Psychologe Chuck Spezzano stellt in seinem »Eisberg-Modell« jedoch fest, dass noch tiefer, sozusagen darunter, die Ebene von echter Entscheidungsfreiheit liegt. Diese Freiheit ist uns zwar meist völlig unbewusst, sie entspringt jedoch, obwohl sie »unter« dem Unbewussten angesiedelt ist, einem höheren spirituellen Bewusstsein, einem »Lebensplan«, der vor diesem Leben »gemacht« wurde. (Mehr in seinem Buch: »Es muss einen besseren Weg geben«, Via Nova Verlag.)

Für unsere Zwecke ist es, wenn wir Psychologie nicht regelrecht studieren wollen, nicht erforderlich, die teilweise bestehenden Überlappungen zwischen den Bewusstseinsschichten – hier also zwischen dem Unterbewusstsein und dem Unbewussten – intellektuell genau voneinander abzugrenzen.

Überbewusstsein

Dieser Begriff wird noch recht selten verwendet. In spirituellen Texten liest man eher von »kosmischem« Bewusstsein (was vielleicht manchmal doch noch ein bisschen hoch gegriffen erscheint). Und in Texten von und über Mystiker und Mystikerinnen früherer Zeiten aus den verschiedenen

Religionen ist häufig von einem »göttlichen« Bewusstsein die Rede, das diese Menschen erlebten oder hatten.

Mit »Überbewusstsein« meine ich eine Form des sehr wachen und zugleich feinstofflichen Bewusstseins, das nicht von Egomustern, nicht von Alltagsgedanken, von Hoffnungen und Sorgen beeinflusst wird. Auf diese Form des Bewusstseins wirken aber auch keine unterbewussten Muster oder gewohnheitsmäßige Reaktionen und Wertungen ein und auch keine Archetypen und Symbole aus dem personalen oder dem kollektiven Unbewussten.

»Überbewusstsein« ist für mich eine Form des Bewusstseins – vielleicht besser: ein Zustand oder ein Schwingungsfeld von Bewusstsein –, die ganz offen für feinstoffliche, rein geistige Erscheinungen ist, die jenseits von Raum und Zeit sind. Offen also für Engel, lichte Geistwesen, Marien- und Christuserscheinungen und dergleichen mehr.

Das alles ausdrücklich unter der Voraussetzung der integrierten Persönlichkeit, also eines Menschen, der mit beiden Beinen auf dem Boden steht. Ein Mensch, der in Familie und Beziehung, in Alltag und Arbeit, in Gesellschaft und Kultur integriert ist und der nicht zufälliges »Opfer« von Erscheinungen ist. Ein Mensch, der auch nicht in rein geistigen Ebenen einen Drang zur Weltflucht versucht auszuleben, sondern jemand, der Ganzheit in sich lebt.

Das Überbewusstsein ist in dieser Betrachtungsweise die natürliche Bewusstseinsebene und Bewusstseinsform des Höheren Selbst.

Höheres Selbst

Das Höhere Selbst ist der Aspekt und die Ebene des Bewusstseins, die alle anderen Bewusstseinsebenen überblicken kann und in bewusster Verbindung zur Quelle von Bewusstsein und Leben an sich steht. Den Begriff »Höheres Selbst« hat im deutschen Sprachraum die amerikanische Bewusstseinspionierin Chris Griscom (»Zeit ist eine Illusion«, Schirner Verlag) als eine der ersten bekanntgemacht. Damit ist die bewusste Instanz in uns gemeint, die in der Lage ist, das Leben aus der Vogelperspektive des Lebensplans zu betrachten, aus der Sicht einer geistigen Ebene jenseits von Raum und Zeit. Es ist nicht so, dass wir ein Höheres Selbst hätten, sondern im eigentlichen Sinne sind wir das Höhere Selbst!

Vermutlich kennen Sie den Ausspruch: »Wir Menschen sind nicht Körperwesen, die ab und zu eine spirituelle Erfahrung machen, sondern lichte Geistwesen, die derzeit eine körperliche Erfahrung erleben.« In diesem Spruch kommt ganz gut zum Ausdruck, worum es geht: Wenn Sie sich als Höheres Selbst begreifen, das eine Reihe von Erfahrungen in diesem Erdenleben durchläuft, um daran zu wachsen und bewusster zu werden, stärken Sie dadurch Ihre Selbstermächtigung und Ihre freie Entscheidungskraft. Denn nun betrachten Sie sich nicht mehr als »Opfer« (und auch nicht als »Täter«), sondern als Beobachter bzw. Beobachterin eines Entwicklungsprozesses, den Sie – mit Hilfe anderer Lichtwesen aus der lichten geistigen Weg – gezielter steuern und sowohl gelassener als auch erfüllter durchleben.

Sehr viel ausführlicher und mit Rückgriff auf weitere Quellen und andere Sichtweisen gehe ich in meinen Ausbildungsseminaren auf dieses Thema ein. Für den Zweck unseres Buches lassen sich abschließend jedoch, meine ich, folgende drei Merksätze formulieren.

- Das körperliche, emotionale und mentale Tagesbewusstsein oder »Alltagsbewusstsein« beruht auf unseren Sinneswahrnehmungen und den »Filtern« unserer bisherigen, meist unterbewussten Muster, die diese Erfahrungen deuten.
- Die Muster unseres Unterbewusstseins werden von uns ebenfalls meist unbemerkt vom Tagesbewusstsein laufend weiter programmiert oder von schwierig zu ortenden Quellen aus dem Unbewussten gespeist. Das Unterbewusstsein bestimmt unsere instinktiven Reaktionen und Verhaltensweisen.
- Das spirituelle Überbewusstsein müssen wir in der Regel erst noch neu entdecken und entwickeln. Wenn wir das tun, können wir Tagesbewusstsein und Unterbewusstsein auf ein lichtvolles, erfülltes Leben ausrichten. Dann können wir auch sowohl unbewusste und unterbewusste als auch tagesbewusste und überbewusste Heilkräfte aktivieren.

9.
Traum- und Symbolarbeit

Arten von Träumen (Verarbeitungstraum, Karmatraum, Zukunftstraum etc.); Schlafqualität im Hinblick auf Engelkontakte; Rückschau im Tages- und Nachtbewusstsein, Deutung von Symbolen in Träumen und Engelbotschaften.

Traumarten

Was Sie hier über Träume lesen, können Sie auch auf Erfahrungen übertragen, die Sie nicht nachts und meistens eben unterbewusst erleben, sondern in einer Tiefenentspannung, in Meditation, in Gebet oder Kontemplation bzw. in Visionen. Sie können auch die Übung mit dem Höheren Selbst und einer Symbolabfrage durchführen (siehe Seite 66).

1. Tagesverarbeitende Träume

sind unbestimmte, chaotische Bilder, die keinen erholsamen Schlaf bescheren. Ein solcher Traum fühlt sich unwichtig an und wird schnell vergessen, weil er keine geistige Botschaft trägt. Rückschau im Abendbewusstsein (siehe Übung weiter unten) bringt Ruhe und Harmonie in den Geist, damit die Nacht und die Träume erholsamer werden.

2. Astralreisen

sind Träume, in denen der Schlafende schwebt, fällt oder fliegt. Seine Seele tritt aus dem Körper aus und verbindet sich mit seinen verborgenen geistigen Fähigkeiten oder mit Orten, an denen er etwas lernen kann. Diese Träume vergisst man in der Regel nicht, denn der Mensch spürt, dass dieser Traum für ihn etwas bedeutet. Die geistige Botschaft so eines Traumes ist: Deine Fähigkeiten erwachen, lerne, damit umzugehen.

3. Angriffe

aus der weniger lichtvollen geistigen Welt zeigen sich in einem Traum durch mehrere »Filmabläufe«, die sich real anfühlen und in die man offenbar nicht selbst eingreifen kann. Unsere Rolle im Traum (als Opfer, Täter oder Beobachter) ist dabei nicht entscheidend. Bereits am Abend zuvor können sich solche Träume ankündigen, zum Beispiel durch ein Gefühl, bedroht zu sein oder etwas nicht loslassen zu können.
Es gibt in diesen Träumen keine Botschaften aus der lichtvollen geistigen Welt. Stellen Sie die Grundangst oder das

entsprechende Muster in sich selbst fest, aufgrund deren solche »Angriffe« überhaupt in Sie hineingelangen könnten. Dann helfen Sie sich mit Schutzgebeten und Segnungen (ab Seite 134).
Stärken Sie Ihre Willenskraft durch die Einstellung: »Alle Lebenswege gehe ich in reiner Liebe.« Erkennen Sie Ihre Schwachstellen, zum Beispiel mit Hilfe der Doppelgängerübung (»Engel und die Neue Zeit«, S. 164).

4. Schockerlebnisse,

die noch zu verarbeiten sind, zeigen sich in Träumen, die außergewöhnlich viel Angst auslösen. Schocks können sich in immer wiederkehrenden Träumen und unterschiedlichsten Bildern zeigen, in denen die Qualität der Angst jedoch immer gleich bleibt. Häufig treten sie in Form von Träumen auf, in denen man sich verfolgt fühlt. Um den unterbewussten Schock zu lösen, ist es besonders empfehlenswert, mit der Übung zum »Inneren Kind« zu arbeiten (»Engel und die Neue Zeit«, S. 184).

5. Zukunftsdeutende Träume

fühlen sich so stimmig an, dass man sie leicht für selbstverständlich nimmt und (leider) oft rasch vergisst.
Wenn Sie den Traum bei vollem Bewusstsein erleben, fühlt er sich wie ein Déjà-vu-Erlebnis an. Das ist ein guter Hinweis, dass Sie Ihre geistigen Sinne schulen sollten, weil Sie für andere Ebenen durchaus offen sind.

6. Ein wiederkehrender Traum

in klaren, stimmigen und gleichen Bildern, unabhängig vom Zeitabstand, wirkt wie ein geistiger Schub.
Auch hier ist ein Signal für Sie enthalten, dass Sie über bestimmte Fähigkeiten verfügen. Widmen Sie sich Ihrer geistigen Begabung durch Meditation und Fortbildung. Nehmen Sie in die Nacht vielleicht die Frage mit: »Welche Gabe besitze ich?«

7. Karmadeutende Träume

können sich in wunderbaren, aber auch in schwermütigen Träumen (je nach Karmaart) zeigen. In solchen Träumen sieht man bereits erlebte Bilder, die sich vertraut und doch fern anfühlen. Erkennen Sie die Botschaft Ihres Traums, um damit zu arbeiten. Vielleicht spüren Sie, dass Sie ein Vergebungsgebet (siehe Seite 141) sprechen oder eine bestimmte Übung durchführen sollten. Unter Umständen empfangen Sie eine neue Erkenntnis.

8. Träume, die lichtvolle geistige Botschaften überbringen,

fühlen sich wundervoll und sehr wichtig an. Sie wirken wie Geschichten oder Märchen und werden von einer starken Freude oder sogar einem fröhlichen Lachen begleitet. In solchen Träumen finden wir klare Hinweise auf unsere gegenwärtige individuelle spirituelle Entwicklung. Lassen Sie sich darauf ein, dass solche Träume in Ihnen nachwirken können, durch Meditation und inneres Schauen.

9. Träume ohne jeglichen geistigen Inhalt

bzw. chaotische Träume tauchen auf bei schlechtem Schlaf, begünstigt durch:

- überhitzte Räume
- zu warme oder zu kalte Bettwäsche
- falsche Körperlage (linke Seite)
- zu spätes Essen (nach 20 Uhr)
- Alkoholkonsum am Abend und entsprechende Unverträglichkeit
- Kaffee oder schwarzer Tee am Abend oder am späten Nachmittag
- Störfelder, wie Elektrosmog, Wasseradern etc.
- Fernsehen
- aufregende Bücher
- Streitigkeiten
- zu starker Duft im Schlafzimmer oder am Körper

Vermutlich fallen Ihnen noch weitere individuelle Gründe ein.
Es ist möglich, auch in der Schlafphase das eigene Unterbewusstsein zu heilen und ins Lichtvolle und Positive zu lenken, indem man auf einige Punkte achtet.

- Sprechen Sie abends, bevor es dunkel wird, ein Schutzgebet (siehe Seite 143). Sprechen Sie dieses Gebet vor allem dann, wenn Sie sich in Ihrem Zimmer beobachtet fühlen oder zu spüren meinen, dass Sie nicht allein seien. Damit stärken Sie sich selbst durch die bewusst erbetene Anwesenheit der Engel (obwohl Ihr Schutzengel natürlich sowieso immer bei Ihnen ist!); Sie schicken unreine Wesen durch Ihren freien Willen fort bzw. schicken Verstorbene in das Licht.

- Bitten Sie Ihren Schutzengel vor dem Einschlafen: »Mein lieber Schutzengel, nimm mich an die Hand, führe mich durch die Nacht, alles möge mir in Liebe begegnen. Amen.« So wird Ihr freier Wille gestärkt, und Ihr Glaube an das Gute wächst.
- Durch Ihr Vertrauen und durch Ihren Glauben entwickeln Sie sich von einer ängstlichen Opfer- oder einer aggressiven Täterrolle zur Haltung eines neutralen Beobachters. So bleiben Sie in der Kraft der Liebe, die es Ihnen ermöglicht, auch mitten in einem angstvollen Traum Ihren Schutzengel um Rat zu fragen.
- Wenn Sie die Haltung, die Ihr Schutzengel Ihnen empfiehlt, direkt im Traum einnehmen, so wird das vorher wirksame »negative« Muster Ihres Unterbewusstseins geheilt. Ihr Höheres Selbst wirkt dann heilsam im Unterbewussten und Sie erhalten neue Erkenntnisse. Das ist das Wirken einer besonderen Art von Dreifaltigkeit, nämlich die Verbundenheit und der Fluss zwischen Körper, Seele und Geist.
- Führen Sie im Abendbewusstsein eine Rückschau durch, um tagesverarbeitende Träume zu vermeiden. Nutzen Sie morgens die Rückschau im Morgenbewusstsein, um mit der lichtvollen geistigen Welt zu sprechen und Ihrem Unterbewusstsein geistige Entwicklung und Halt zu

geben. Sie finden bei den Rückschauübungen dazu praktische Anleitungen.

10. Persönlichkeitsfördernde Träume

sind Träume, in denen Sie Gefahr oder Spannungen erleben, sich dabei jedoch an die positiven lichten Kräfte erinnern oder der Glauben an das Gute in Ihnen aktiv wird, so dass die Träume mit Hilfe dieser Kräfte einen guten Ausgang nehmen (zum Beispiel sich wiederholende Krimiträume). Ich sehe darin einen Weg, wie die lichte geistige Welt uns »erzieht«, immer mehr Urvertrauen zu entwickeln und uns nicht zu scheuen, lichten Kräften in uns immer mehr Raum zu geben.

Rückschau

In meinem ersten Buch, »Engel und die Neue Zeit«, bin ich auf das Thema »Rückschau« in einem anderen Zusammenhang eingegangen. Hier möchte ich davon nur das Notwendigste wiederholen und mich stattdessen eingehender dem Thema Rückschau als wirksame Hilfe bei der Traum- und Symbolarbeit widmen.
Bei der Rückschau geht es darum, dass wir uns bewusstmachen, was wir erleben. Welche Ereignisse, Gedanken und Gefühle erleben wir, wie reagieren wir, welche Reaktionen rufen sie hervor, welche Prägungen und Muster er-

geben sich unter Umständen daraus? Wenn wir uns diese Dinge bewusstmachen, wird unser Geist offener und klarer, und wir werden nicht so leicht Opfer von Gedankenchaos, Gefühlsstrudeln oder äußeren Einflüssen, die sich dann entweder in belastenden Träumen oder in einer gestörten Harmonie im Alltagsleben bemerkbar machen können.

Rückschau ist ein einfaches Mittel, um über diese ganz nützlichen Folgen hinaus auch unsere spirituelle Wahrnehmungsfähigkeit und das Unterscheidungsvermögen zu entwickeln. Das macht sich dann nicht nur in einer schöneren Qualität von Träumen bemerkbar, sondern auch in unserer spirituellen Arbeit. Dazu jetzt einige bewährte Übungen.

Vier Übungen zur Rückschau

Wenn Sie sich in Lebenssituationen befinden, in denen Sie besonders an sich selbst arbeiten müssen, um Klarheit und Stärke zu bewahren, gleich, wie schwierig die Umstände sind. Diese Übung hilft Ihnen, all das zu nutzen, was ein ganzer Tag und eine ganze Nacht an Erlebnis- und Entwicklungsaufgaben und -chancen bieten. Bei den folgenden Bewusstseinsübungen ist es nicht wichtig, ob Sie sie jeden Tag durchführen oder nur gelegentlich. Sie brauchen auch nicht alle vier Teile zu üben. Führen Sie den Übungsteil durch, der Ihnen in der jeweiligen Situation am stimmigsten erscheint.

RÜCKSCHAU IM MORGENBEWUSSTSEIN

Wenn Sie nachts bewusst Botschaften erhalten, die Sie am nächsten Morgen gleich nach dem Aufwachen am liebsten schriftlich festhalten möchten, können Sie sich im Bett aufsetzen und in sich hineinspüren:

- Welche Gefühle und Bilder haben mich in der Nacht begleitet? (Falls Sie in der Nacht aufgewacht sind und etwas aufgeschrieben haben – siehe Übung zum Nachtbewusstsein –, dann stimmen Sie sich darauf ein.)
- Welche Bedeutung haben die Gefühle oder Bilder, was sagen sie mir?

Diese Übung hilft, dass wir uns bewusst und besser auf den kommenden Tag vorbereiten. Denn in der Nacht (siehe Übung zum Nachtbewusstsein) kann uns unser Schutzengel Hinweise und Botschaften für den folgenden Tag übermitteln.

RÜCKSCHAU IM TAGESBEWUSSTSEIN

Mit dieser Art von Rückschau während des Tages können Sie Ihre innere Haltung und Einstellung überprüfen und sich immer wieder neu auf die nächtliche Botschaft Ihres Schutzengels ausrichten, wenn Sie diese im Trubel des Alltags aus dem Sinn verlieren. Die Übung hilft auch, sich an Botschaften zu erinnern, die man während der morgendlichen Schutzengelmeditation (siehe Seite 45) vielleicht empfangen hat. Sie können bei dieser Übung sitzen oder stehen; sie ist schnell und unkompliziert durchgeführt.

- Atme tief durch, atme sanft und tief in den Unterbauch; komm zur Ruhe.
- Spüre dein Herzchakra warm und weich.
- Frage in dein Herz: Welche innere Haltung hat mir mein Schutzengel für den Tag heute empfohlen?
- Nimm diese Haltung erneut ganz bewusst an und stelle dich aktiv darauf ein.
- Diese Übung hilft Ihnen ganz praktisch, eine lichtvolle Haltung im Alltag zu bewahren bzw. sich immer wieder darauf einzulassen.

RÜCKSCHAU IM ABENDBEWUSSTSEIN

Setzen Sie sich bequem hin. Am besten wäre es, wenn Sie diese Übung nicht so spät am Abend durchführen, dass Sie schon recht müde sind und dann rasch dabei einschlafen würden. Eine gute Zeit ist gegen 19 Uhr oder 20 Uhr. Die Übung kann eine halbe Stunde dauern; Sie können sie aber auch kürzer durchführen.

- Schließe die Augen und geh deinen Tag in einer Rückschau durch. Du fängst jetzt im Augenblick an und gehst »rückwärts« durch den Tag bis zum Moment des Aufwachens. Zunächst erinnerst du dich: Welchen Tag haben wir heute, wie spät ist es jetzt?
- Dann betrachtest du diesen Tag, als ob ein Filmstreifen rückwärtsliefe. Zum Beispiel: Gerade vorher habe ich mich auf den Stuhl gesetzt, davor bin ich zum Stuhl ge-

gangen, davor habe ich die Tür zum Wohnzimmer aufgemacht, davor bin ich vom Bad durch den Gang zur Wohnzimmertür gegangen und so fort, bis zum Klingeln des Weckers am Morgen.

- Versuche dich an so viele Einzelheiten wie möglich zu erinnern. Wenn du diese Übung mehrmals gemacht hast, wirst du dir immer mehr Einzelheiten in Erinnerung rufen können.
- Die Übung soll dich nicht stressen. Wenn du merkst, dass du etwas übersprungen hast, geh nicht ganz an den Anfang zurück, sondern nur zu dem Ereignis, das du übersprungen hast, und mach von dort aus rückwärts wieder weiter.
- Wenn es dir anfangs zu viel ist, einen ganzen Tag in der Rückschau zu betrachten, kannst du diese Übung mittags für die erste Tageshälfte machen und abends eben für die zweite.

Die Übung klingt sehr einfach, ist jedoch sehr wirksam. Sie erfüllt drei Zwecke:

1. Sie hilft Ihnen, Ihre Gehirnhälften harmonisch aufeinander abzustimmen und auszugleichen und damit viel Stress abzubauen.
2. Sie vollziehen mit dieser Übung etwas, was Kühe in ihren vielen Mägen tun: Sie verarbeiten den Tag gewissermaßen, bevor Sie zu Bett gehen. Das Tagesgeschehen wird sozusagen »vorverdaut«. Das wird Ihre Schlaf- und Traumqualität deutlich verbessern.

Und schließlich unterstützen Sie Ihren Schutzengel bei

seiner Aufgabe, Ihnen zu helfen, den Tag zu verarbeiten und dann auch wieder loszulassen, um für einen neuen Tag gerüstet zu sein. Der Schutzengel widmet sich dieser Aufgabe nur zwischen 22 Uhr und 24 Uhr. (Es ist zwar von unseren üblichen Gewohnheiten her betrachtet vielleicht schade, dass das nicht auch noch später stattfinden kann, aber es steht im Einklang mit den kosmischen Gesetzen. Deshalb macht es sehr viel Sinn, nicht zu spät ins Bett zu gehen!)

3. Der wichtigste Grund für diese Übung ist, dass Sie Ihr Handeln Revue passieren lassen, dass Sie es mit einem gewissen Abstand betrachten oder sogar nachträglich quasi »beobachten« und dabei feststellen, was Sie bei nächsten ähnlichen Situationen vielleicht anders machen wollen oder sollten und welche Erkenntnisse Sie aus Ihrem Handeln heute sonst noch ziehen.

Ich empfehle diese Übung auch bei Unruhe und Schlafstörungen.

RÜCKSCHAU IM NACHTBEWUSSTSEIN

Zwischen Mitternacht und zwei Uhr morgens bereitet uns unser Schutzengel auf den neuen Tag vor. Deshalb kann es passieren, dass Sie in der Nacht Träume erleben, die wichtige und interessante Botschaften für den neuen Tag enthalten. Wenn uns solche Botschaften mit der Zeit einigermaßen bewusst werden, können wir uns auch in unserem Handeln im Alltag davon leiten lassen. Die »Übung« besteht in einer einzigen Sache:

● Falls Sie nachts aufwachen, notieren Sie das erste Bild oder das erste Wort, das Ihnen einfällt oder in den Sinn kommt, und schlafen Sie dann ruhig weiter.

Mehr müssen Sie nicht tun. Es soll Ihnen nur nach und nach deutlich werden, wie sinnvoll ein früher Schlaf dafür ist, wichtige Botschaften zu empfangen. Und wie wichtig solche Botschaften für Ihren weiteren Entwicklungsweg sein können.

LeserInnen, die befürchten, dass man so viele Übungen doch gar nicht durchführen könnte, weil wir uns viel zu viel und viel zu lange mit unserem Alltag auseinandersetzen müssen, möchte ich aufgrund meiner eigenen Erfahrung Mut zusprechen. Ich bin als junge Mutter und mit Vorträgen, Engelabenden, Übermittlung von Engelbotschaften, Seminaren und Ausbildungslehrgängen zeitlich sicher genau so stark eingespannt wie der Durchschnitt der Menschen, vielleicht sogar noch mehr. Ich würde an den meisten Tagen der Woche gar keine Zeit finden, um mich zum Beispiel eine Stunde lang oder noch länger zum Meditieren hinzusetzen. Doch weiß ich mich fast ständig mit den lichtvollen geistigen Welten verbunden und darf jederzeit in Kontakt mit Engeln und anderen Helfern treten. Das ist nur deshalb möglich, meine ich, weil ich mich regelmäßig fast jeden Tag immer wieder einmal während des Tages, manchmal auch nur recht kurz, ganz bewusst auf die innere Führung durch höhere Lichtwesen einstelle.

- Träume sind Teil des Unterbewusstseins.
- Wir verarbeiten Alltagserlebnisse in unseren Träumen, und wir können Botschaften aus den lichtvollen geistigen Welten empfangen.
- Wenn wir Impulse der lichten Botschaften in unseren Träumen richtig verstehen und aufnehmen, fördern wir damit die Heilung.
- Die einfache Übung der Rückschau hilft uns, bewusster zu werden und sowohl klarer als auch erfüllter zu leben.

10.
Symboldeutung für Träume, Engelbotschaften und Visionen

In Engelbotschaften, Visionen und Träumen tauchen oft Symbole auf. Es gilt, sie als Symbole zu erkennen und zu deuten. Dazu konkrete Vorschläge.

Symbole haben nie etwas mit einer intellektuellen Logik zu tun, weil Symbole eine Seelensprache widerspiegeln. An dieser Stelle finden Sie zunächst einige grundlegende Hinweise zum Umgang mit Symboldeutung und dann eine Aufstellung von Symbolen und ihren möglichen Deutungen, die in der Praxis häufig auftauchen.

- In der Traumdeutung und der Deutung von Engelbotschaften und Visionen sind Aktionen und Emotionen nur sekundär.
- An erster Stelle stehen immer Symbole; sie sind ausschlaggebend für die Deutung.
- Bleiben Sie in der Beobachterrolle.
- Fragen Sie aus einer intuitiven Haltung heraus Ihr Herz, welche Bedeutung das Symbol für den Empfänger trägt.
- Generell sollte man die Symbole in erster Linie nach

ihrer Qualität anschauen und in ihrer Deutung erspüren.
- Sind die Farben eher positiv und hell, so deutet das auf Erfolg hin.
- Sind die Farben eher schwer, dunkel und schmutzig, ist das ein Hinweis darauf, dass Achtung und Vorsicht geboten ist.
- Geht die Ausrichtung eher nach oben, so ist das meist positiv zu sehen.
- Bei einer Ausrichtung nach unten wird es eher um beschwerende Themen oder Dinge gehen.
- Das Träumen in einer fremden Sprache bedeutet: »Du kannst diese Sprache leicht erlernen.«

Adler = Kraft, Weisheit
~ brauner Adler = Karmische-schamanistische Heilfähigkeit
~ weißer Adler = Spirituelles Wissen
~ schwarzer Adler = Befreie dein altes Wissen
~ goldener Adler = Gottes Wissen ist in dir

Adventskranz = Fluss, Segen
Ameise = Du hast einen helfenden Dienst auf dieser Erde
Amethyst-Druse = Starker geistiger Schutz
Ampel = Wichtiges Signal
~ rot = Du bremst dich aus; überdenke deine Entscheidungen
~ gelb = Fühle in deine Entscheidung hinein
~ grün = Du bist bereit, der Weg ist frei

Apfelbaum = Deine Pläne werden in Erfüllung gehen
Äskulapstab, Apothekerstab = Alte, mitgebrachte Heilfähigkeiten, Mystik und Schamanismus

Auge(n) von Tier, Mensch oder undefinierbar, welche dich in Ruhe anschauen = Du wirst heilen, du wirst heil werden
Bach = Im inneren Zuhause ankommen
Bänder (farbige) = Kraft; unterschiedliche Eigenschaften
Bauer = Wichtige Aufgaben stehen vor dir
Bäume = Stehe fest zwischen Himmel und Erde
Beerdigung = Suche nicht nach Anerkennung im Außen
Berg = Schöpfe viel Kraft
Besen = Aufräumen
Biene = Fleiß wird belohnt
Bienenkönigin = Neue geistige Aufgabe
Bischofsmütze = Mitgebrachtes Wissen und Gaben
Blumen allgemein = Himmlische Heilfähigkeit
- ~ welk = Gib acht
- ~ blühend = Neubeginn, Erfolg
- ~ weiße Lilie = Neubeginn und Heilung
- ~ Maiglöckchen = Inneres Erwachen
- ~ Mohn, rot = Du hast deine Kraft
- ~ Rose = Selbstliebe
- ~ dunkle Rose = Universelle Liebe
- ~ Pfingstrose = Erwachen des göttlichen Reichtums in dir
- ~ Seerose = Du kannst Ruhe und Frieden stiften
- ~ Tulpe = Nimm Unterstützung an

Blut = Persönliche, individuelle Prozesse
- ~ tierisches = Karmische Auflösungsprozesse im Hinblick auf die Familie
- ~ menschliches = Verwandtschaftliche Beziehungen

Bogen (Gebäude)
- ~ dunkel = Du findest den Weg

~ hell = Ein neuer Weg ist da
Bogen (zum Schießen) = Neue Perspektive
Bogen aus Licht = Folge dem neuen Weg
Braut = Lasse nicht andere für dich entscheiden
Brautschleier = Was gibt es für mich zu erkennen?
Brücke = Tue den Schritt in deine Zukunft, in deine eigene Heiligkeit
~ Abgebrochene Brücke = Dein Plan ist nicht ausgereift
Buch = Weisheit
~ geschlossen = Entwickle dich zum inneren Reichtum
~ offen, leer = Lerne aus deinem inneren Reichtum zu schöpfen
~ offen, Fremdsprache = Du wirst eine neue Kraft erlernen
~ offen, lesbar = Schöpfe aus diesem Inhalt
~ offen, ständig blätternd = Nutze dein Wissen langsam, nach und nach
Christbaum
~ abgenadelt = Vergangenes ist vorbei
~ gesunder Christbaum = Viel Grund zur Freude
Dach = Sicherheit; erhebe deinen Kopf
Delphin = Weg zum Frieden
Diadem auf der Stirn (Stirnband) = Erkenntnis, Hellsichtigkeit
Diamant = Deine Reinheit ist klar
Dinosaurier = Kaue nicht an alten Dingen herum
Drache = Sieg über die Angst
Dreck/Staub kehren = Auseinandersetzung mit Widersachermächten
Dreieck = Gleichgewicht in Körper, Seele und Geist

- nach oben zeigend = Wegweisung
- nach unten zeigend = Überdenke etwas, triff noch keine Entscheidung
- sich in Dreieck oder Pyramide zu befinden = Du bist auf der Suche nach deinem Weg; halte inne

Ei = Fruchtbarkeit, Fülle, Überraschung, du reifst heran
- halbes Ei = Lass dich nicht von Zweifeln ablenken

Einhorn = Du besitzt magische bzw. kosmische Fähigkeiten; daraus resultiert deine Berufung als spiritueller Lehrer

Eisenstange = Verhärtung, Einsamkeit

Elefant = Alte Weisheit

Embryo = Die Stärke deiner Persönlichkeit möchte in dir erwachen

Energiekreis = Du hast Anschluss in deinem Lebensweg an deinen Lebenssinn gefunden
- rechtsdrehender Kreis (im Uhrzeigersinn) = Energiezufuhr
- linksdrehender Kreis (gegen den Uhrzeiger) = Harmonisierung bei Energieüberfülle

Enge = Immer Angst

Engel stehen Spalier = Schutz

Engelstaub = Geistige Begegnung

Ente = Bewahre Gemütlichkeit

Ertrinken = Deutet auf eine Angst, welche du lösen solltest

Eule = Schaue genauer hin

Feder = Die Kraft liegt in der Leichtigkeit
- in Flügeln des Engels = Hohe Kraft, Licht in die Materie zu bringen; du hast die Kraft, in deinem Leben etwas zu bewegen

~ orangefarbene Feder = Der Weg zur Leichtigkeit führt über Lebensfreude
~ rote Feder = Schamanistische Heilkraft erwacht in dir
~ Schreibfeder = Sammle Wissen, nimm deine Möglichkeiten wahr

Fee = Feinstofflichkeit, Liebesfähigkeit, Naturbezug

Feld = Schaue Neues an

Fenster = Nimm deine Möglichkeiten wahr

Feuer = Heilung karmischer Erlebnisse; Befreiung; Verbrennung von Angst

Feuerwehrauto = Entscheide dich

Fisch = Suche nach deinem eigenen Weg
~ klein = Hör auf, dich zu verstecken
~ groß = Nutze die Fülle deiner Möglichkeiten und Auswege
~ tot = Versuche nichts Altes zu heilen, sondern baue auf neuem Wissen und Erlebnissen auf

Flammen = Kraft, Reinigung

Fliegenpilz, Giftpilze = Verletzungen

Flossen = Finde deine Sicherheit, Bodenhaftung

Fotos aussortieren = Ordnung in die Vergangenheit bringen und vergeben

Füße (groß) = Großartiger Weg

Gebirge, Berg = Schamanistische Heilkraft

Geburt, Baby, Kleinkind = Neue Ideen
~ kleine Jungen = Dein Vorhaben ist von Erfolg gesegnet
~ kleine Mädchen = Achte auf Ehrlichkeit um dich herum

Gefäß, Korb (offen) = Ansammlung von Kräften

Gesicht/er von Menschen = Beziehung zu sich selbst
- ~ böse Gesichter = Achte auf Aufrichtigkeit zu dir selbst
- ~ freundliche Gesichter = Fasse Vertrauen zu anderen
- ~ Gesicht von Jesus = Du wirst eingeweiht.

Glocke = Erwache, sei dir deiner Besonderheit bewusst
Gold = Weisheit, heilige Macht
Goldklumpen = Bodenständigkeit, Reichtum
Gorilla = Was willst du in dir nicht erkennen?
Hand = Hilfe, Vertrauen
- ~ offen = Ein geistiger Führer arbeitet an dir
- ~ geschlossen = Du darfst Vertrauen haben

Haus = Veränderung
- ~ Haus von außen ansehen = Ein großer, neuer Schritt im Außen; positive tiefgreifende Veränderung
- ~ im Haus stehen = Erkenne, was jetzt zu tun ist
- ~ auf dem Hausdach stehen und nach oben schauen = Empfange deine Gabe
- ~ auf dem Hausdach stehen und nach unten schauen = Achte auf deine Schritte
- ~ Haus von innen sehen = Kläre dich, verliere dich nicht
- ~ Haus zerfällt = Lasse das Problem los

Heilpflanzen = Schamanistische Heilkraft
Herz = Gefühl; wofür schlägt dein Herz?
Himmel = Möglichkeiten
- ~ blau, wolkenlos = Klarheit
- ~ bewölkt = Öffne dich

Hochzeit = Du befindest dich in einer schicksalhaften Lebensphase
Höhe = Erfolg

Hörner = Stärke
Hund = Spüre genau, wo es für dich hingehen soll
- ~ freundlicher Hund = Freundschaft
- ~ angriffslustiger Hund = Achte darauf, wem du vertraust
- ~ ägyptischer Hund = Alte Fähigkeiten erwachen

Hut = Du wirst beschützt
Indianer = Schamanistische Heilkraft
Insekten = Die Gründe deiner Fragen liegen im tiefsten Inneren
- ~ Kellerassel = Lass Vergangenes ruhen
- ~ Maikäfer = Marien-Heiligkeit

Käfer = Suche weiter nach inneren Schätzen
Kaktus = Grenze dich von Dingen ab, welche dich hindern
Kaminbesteck = Viel zu tun für ein schönes Ziel
Känguru = Kraft und Unruhe; bringe etwas ins Gleichgewicht
Kapuze = Lass dich von Zweifeln nicht zudecken.
Karo = Du erlangst dein Gleichgewicht
Katze = Wissen
- ~ fremde Katze, die sich unangenehm anfühlt = Deutet auf Widersachermächte bzw. Angriffe hin; eigene Ängste
- ~ eigene Katze, die sich angenehm anfühlt = Lichtvoller Schutz

Kelch = Empfange die Christuskraft
Kerze = Entwicklung
- ~ brennende Kerze = Ewiges Licht
- ~ ausgepustete Kerze = Lass Ängste los

Kind = Selbstbejahung
- ~ ertrinkendes Kind = Heile deine Wunden

~ strahlend, fröhlich = Sei in deiner Freude
Kirche = Finde deine Wahrheit
Kirsche = Profitiere von deinem Wissen
Körper (menschlich) = Du bist auf deinem Entwicklungsweg
Kreis = Du bist rund in dir und auf deinem vollkommenen Weg
- ~ schwarzer Kreis = Trauer, Schwere
- ~ weißer Kreis = Erkenntnis
- ~ farbiger Kreis = Entfaltung

Kreuz = Verbundenheit mit dem Höheren
- ~ Kreuz mit zwei gleich langen Balken = Bewirkt im Körper eine Verbindung zu göttlichen Kräften der Menschenliebe, Unabhängigkeit; göttliche Annahme, Kraft und Segen
- ~ Christuskreuz (Kreuz mit einem hohen senkrechten und einem kürzeren waagerechten Balken) in einer hellen Farbe = Dein Urvertrauen ist geheilt
- ~ Christuskreuz (ungleichschenkliges Kreuz) in dunklerer Farbe = Heile deine Anbindung zur lichtvollen, geistigen Welt
- ~ Kreuz umhüllt von einem Kreis = Schutz im Gleichgewicht
- ~ Andreaskreuz (Kreuz mit zwei Querbalken) = Hält vom himmlischen Weg ab; Schwere, Unterdrückung
- ~ Kreuz wie zwei horizontal und vertikal aufeinandergelegte Lemniskaten = Christuskraft in ihrer Unendlichkeit
- ~ keltisches Kreuz = Göttlicher Fluss und Kraft
- ~ X-Kreuz (wie vor Bahngleisen) = Stopp und Schutz
- ~ Kreuz mit Querbalken in der unteren Hälfte =Dunkel-

heit; es zieht die Seele nach unten; Berührung mit negativen Kräften
- ~ Swastika-Kreuz (entgegengesetzt drehend wie das Hakenkreuz, das alte keltische und tibetische Sonnenrad) = Reinigt die Kräfte und befreit die Lebensenergie; Kraft, um loslassen zu können
- ~ Kreuz, das an den Enden breiter wird (Tatzenkreuz, Templerkreuz) = Karmische Verwandlung
- ~ Doppelhelix = Verbindung zwischen Himmel und Erde
- ~ Kreuz im Quadrat = Du bist zu Hause angekommen

Krone = (Würde, Selbstwertgefühl) Nimm deine Stärke an

Labyrinth = Selbstsuche, Selbstfindung; bei der inneren Betrachtung dieses Bildes sollte man ruhig atmen und die Situation von oben aus betrachten, damit man sich nicht verirrt, aus dem Labyrinth herausfindet und seine Mitte erreicht.

Lamm = Gnade

Lastwagen = Dein Weg bricht an

Laterne = Dein Licht geht auf

Leiche (auch kalte Waffe oder Messer) = Besinne dich auf die Gegenwart, damit eine lichterfüllte neue Phase beginnen kann

Leiter = Gehe entschlossen voran

Lemniskate = Aufforderung zur Selbstheilungsübung bei Verbrennungen, Verletzungen, Krämpfen
- ~ Lemniskate liegend = Loslassen der Ängste, die einen unfähig machen und im Handeln beschränken; Heilung deines Lebens wie auch deines Karmas
- ~ Lemniskate stehend = Aufrichtung zum Himmel; Entwicklung geistiger Fähigkeiten

- ~ Lichtsäule: Verbindung
- ~ vor einem Menschen = Lasse deine Fähigkeiten in dich hinein
- ~ hinter einem Menschen = Erinnere dich daran, was du an Fähigkeiten mitbringst
- ~ in einem Menschen = Deine Fähigkeit ist in dir
- ~ links von einem Menschen = Lass dich in deine Fähigkeit emotional ganz hineinfallen
- ~ rechts von einem Menschen = Setze deine Fähigkeit praktisch um

Lichtkugel = Das Göttliche beobachtet dich
Lichtstab, der zum Himmel führt = Die lichtvolle geistige Welt übergibt dir eine Fähigkeit
Löffel = Schöpfe vom Leben
Löwe = Stärke, einen Schritt zu vollziehen; innere Bewegung
Marienstatue = Weiblichkeit, Heilkräfte
Materialien:
- ~ Holz = Bodenständigkeit und Weg zum Licht
- ~ Eisen = Befreiung
- ~ Gold = Vollständigkeit
- ~ Edelstein = Geistige Gabe
- ~ Glas = Durchschauen, durchblicken
- ~ Kupfer = Heilessenz
- ~ Kork = Ehrlichkeit, Lebendigkeit
- ~ Kunststoff = Lass dich nicht verfälschen
- ~ Silber = Weg zur Veredelung
- ~ Aluminium = Unbesiegbarkeit
- ~ Kristall = Neue Kraft
- ~ Stein = Urwissen
- ~ Blei = Löse deine Schwere

~ Keramik = Kreativität
Mauer = Hindernis, aber auch Schutz
Meer (stilles, ruhiges) = Du bist auf Erfolgskurs
Menschen = Begegnung
- ~ mir bekannte Menschen = Widerspiegelung des eigenen Ichs
- ~ mir unbekannte Menschen = Suche deinen Weg
- ~ Mutter = Erwecke deine Weiblichkeit, dein Vertrauen
- ~ Vater = Du bist stark genug, dein Leben zu ergreifen; Mut
- ~ junger Mann = Begrenzung im Inneren auflösen
- ~ junge Frau = Du wirst von Liebe berührt. Öffne dein Herz

Messer = Das Alte wird abgeschnitten, damit Neues beginnen kann
Messer und Gabel = Nähre dich geistig
Mosaik = Ein schönes Geheimnis
Müll = Wirf vieles heraus
Mund = Teile dich mit
Münzen = Finanzielle Enge ist möglich, achte auf deine Ausgaben
Muschel = Chance
- ~ Jakobsmuschel = Das Heilige findet dich im Kern deines Inneren
- ~ Austern = Wähle nur das Beste

Myrrhe = Sieg des Lebens; Fluss
Natur (Tiere, Vögel, Pflanzen sowie Naturkräfte allgemein) = In dir überwiegen die schamanischen Kräfte, wenn du solche Erscheinungen öfter hast; sieht man anstatt Engeln Naturwesen, so ist dies auch eine schamanische Kraft in dir. Treten sie nur einmalig auf, so ist das eine

Botschaft, die dir deinen Lebensweg und Aufgaben aufweist

Naturwesen = Du kannst hellsehen

Nebel = (Aufgabe zur) Selbstfindung; du brauchst Harmonie in dir

Ohrringe = Karmische Heilung

Ohrstecker = Du hast das Richtige getroffen bzw. gehört usw.

Ölzweig = Weisheit

Papiergeld = Finanzieller Fluss

Pentagramm (Spitze nach oben) = Fähigkeit wird in dir veranlagt

Perlenkette = Dein Weg vervollständigt sich

Pfau = Würde

Pfeife = Bringe deinen Ton nach außen

Pfeil = Richtiger Weg!

Pferd = Du besitzt Stärke und Selbstvertrauen
- ~ schwarzes Pferd = Alte, große Kraft
- ~ weißes Pferd = Spirituelle Kraft
- ~ braunes Pferd = Bodenständigkeit, Urvertrauen
- ~ Einhorn = Du bist ein spiritueller Lehrer

Pflaume = Sei offen für neue Eindrücke

Pistole = Es gibt keine Gefahr

Portemonnaie = Fülle nähert sich

Pyramide = Ein Weg zum Höheren

Quadrat = Umsetzung einer praktischen Aufgabe

Raum = Aufgabe
- ~ lichtvoller, klarer Raum = Lass dich vom Urvertrauen führen und empfange deine Lehren
- ~ dunkler Raum = Achte darauf, wem du Vertrauen schenkst und entzünde dein eigenes Licht

- ~ heller Raum = Du musst noch ein Ganzes in deiner Kraft werden
- ~ dunkler Raum = Gefahr; hinterfrage dein Tun
- ~ vor einem Raum stehen = Traue dich, konsequent deine Entscheidungen bzw. Schritte auszuführen
- ~ über einem Raum schweben = Fähigkeiten einer Astralreise
- ~ unter einem Raum stehen = Lass dich nicht erdrücken

Raupe = Verwandlung
Raute = Zentrierung in sich selbst
Rechteck = Die geistige Welt bereitet dir eine Aufgabe vor
Regenbogen = Eine geistige Botschaft
Reh = Anmut und Zartheit
Ring = Du bist angenommen
Rosenquarz = Fähigkeit zu einer uneingeschränkten Liebe
Salamander = Schamanische Heilkraft
Schaukel = Nimm das Leben gelassen
Schiff = Ruhe, Erholung
- ~ Segelschiff = Richtige Richtung

Schildkröte = Altes Wissen
Schlangen = Weisheit
Schloss = Sicherheit
- ~ silbern = Du bist gesegnet
- ~ golden = Göttlicher Schutz
- ~ anders (Eisen) = Entwickle dich

Schlüssel = Offenheit für etwas Bestimmtes
- ~ silbern = Dein Vorhaben ist gesegnet
- ~ golden = Du hast die Aufgaben vom Höchsten erhalten
- ~ anders (Eisen) = Was willst du?

Schmetterlinge = Leichtigkeit und Schönheit des Lebens

erkennen; du wirst deine innere Fülle leben; Selbsterkenntnis
Schnecke = Du bist auf deinem Weg, ganz gleich, wie langsam oder schnell du bist
Schneeflocke = Die Schönheit des Lebens zeigt sich in vielen Situationen, auch in beängstigenden
Schneeglöckchen = Du taust auf
Schokolade = Lebensfreude
Schreien im Traum = Deutet auf einen Schock hin; frage dich, was dir Angst macht
Schrift = Information
~ goldene Schrift = Das Tor des Wissens
Schuhe = Gehe deinen Weg
~ Gummistiefel = Die Mühe lohnt sich
~ Wanderschuhe = Der Weg liegt vor dir
Schwamm = Du saugst Wissen auf
Schwan = Schönheit
Schwangerschaft = Neue geistige Dinge kommen zu dir
Schwert = Macht
~ nach unten zeigend = Kämpfe nicht (um Macht), bewahre deinen inneren Frieden
~ nach oben zeigend = Habe Mut, dich durchzusetzen bzw. Dinge oder Vorhaben in die Tat umzusetzen
Schwimmbecken = Schaffe Überblick in deinem Leben
Sechseck aus Dreiecken = Du erreichst dein Ziel
Seepferdchen = Innerer Zauber
Seestern = Sei in der Fülle deiner Stärke
Segel = Vorwärts!
Seidenschal = Reinheit, Wegweisung
Seifenblase = Die lichtvolle geistige Welt hält eine Überraschung für dich bereit

Sessel = Ruhe dich aus
Sexualität = Spannungen lösen
- ~ Bei wohltuenden Gefühlen danach = Entkrampfung
- ~ Bei negativen, besetzten Gefühlen danach = Angriff der Widersachermächte! Lerne mit deinem Unterbewusstsein umzugehen, indem du durch deinen freien Willen auch im Traum in *Liebe* handelst und deine unbewussten Blockaden am Tage löst.

Sich oder jemand anderen nackt sehen = Derjenige möge auf seine Gesundheit achten
Siegerpokal = Du selbst bist ein Gewinn
Singen = Du begreifst dich
Skorpion = Sei entschlossen bei deinen Taten
Sofa = Willst du ruhen oder handeln?
Sonne = Inneres Aufgehen
Sonnenlicht = Du schöpfst daraus
Sonnenschirm = Du öffnest dich
Sonnenuntergang = Komm zur Ruhe, Schließe deine Aufgaben ab
Spiegel = Wem schenkst du Vertrauen?
Spielkarte = Bleibe konstant und setze deine Entwicklung durch Ungeduld nicht aufs Spiel
Spinnen, Kakerlaken, Mäuse, Ratten = Es können Angriffe von Widersachermächten sein; auch Ängste
- ~ Spinne = Überwinde deine Angst, nimm dir dafür Zeit; hinterfrage deine Entscheidungen
- ~ Ratte = Sei aufmerksam

Spirale = Erkenntnis in sich selbst und im Außen; Gleichgewicht zwischen Außen und Innen finden
- ~ Spirale nach oben = Öffne dich für deine Fähigkeiten

~ Spirale nach unten = Setze deine Fähigkeiten um

Stab = Umsetzung, Verwirklichung
- ~ goldener Stab = Du bekommst Kraft
- ~ silberner Stab = Du wirst geführt
- ~ andersfarbener Metallstab = Werde dir deiner Führung bewusst
- ~ Holzstab = mitfühlende, bodenständige Handlung

Stein = Aufmerksamkeit

Steine = Du überwindest deine Hindernisse in tiefer Weisheit

Sterben = Sorgen loslassen und in die Individualität gehen

Stern (einer oder mehrere) = Offenheit auf allen Ebenen; die Kräfte, die du durch dein Karma mitbringst, werden dir wieder bewusst und kommen zu deinen Kräften hinzu; Offenheit für alle lichtvollen Kräfte, nutze sie lichtvoll
- ~ dreidimensionaler Stern = Einweihung
- ~ fünfzackiger Stern = Fähigkeiten
- ~ umgedrehter fünfzackiger Stern = Achte auf deine Kräfte (Schutzgebet)
- ~ sechszackiger Stern = Erwachen der Fähigkeit
- ~ siebeneckiger Stern = Heilende Kräfte des Himmels wirken durch dich
- ~ zwölfzackiger Stern = Reinigung
- ~ Davidstern (Judenstern) = Friede und Gleichgewicht zwischen Himmel und Erde
- ~ Stern von Bethlehem = Geistige Führung

Stock = Finde deinen Weg
- ~ Stock weiß = Die himmlischen Kräfte fließen in dich hinein

Strich (waagerechter Strich, in der Mitte geschwungen) = Spüre deine Intuition
Stuhl = Nimm Platz
Stuhlgang/Kot = Geldfluss
Supermarkt = Du nimmst neue Dinge auf
Süßwasserperlen = Du wirst geführt
Tabakpfeife = Entspann dich
Taube = Frieden
Teich = Finde deine Freiheit
Tiefe = überdenke deine Entscheidungen und dein Verhalten
Tor = Du öffnest dich
Totenköpfe = Karmische Belastung
Traube = Reichtum, Fülle im Inneren
Tunnel = Weg zum Ziel
Tür = Triff deine Entscheidungen
 ~ offene Tür = Dein Weg ist frei
Türschloss = Etwas in dir ist zu öffnen
Verrat = Besinne dich ganz besonders intensiv auf dein Vertrauen
Vögel = Freiheit
 ~ Vogelschwarm = Erhebe dein Haupt nach oben und glaube an das Licht
 ~ Rotkehlchen = Die Natur will dir ihren Zauber schenken; tanke Kraft aus der Natur
 ~ kleine Vögelchen = Leichtigkeit, Freiheitssinn
 ~ Spatzen = Natürlichkeit, Ehrlichkeit
 ~ goldenes Vögelchen = Göttliches Wissen fliegt dir zu
 ~ schwarzes Vögelchen = Lass deine Trauer los
 ~ Paradiesvogel = Du begreifst die Schönheit des Lebens

~ Falke = Neuer Mut aus der alten Kraft
Vorhang = Trau dich!
Wald = Finde den Durchblick
Waldweg = Es gibt noch etwas zu tun
Walzer = Die Lebensfreude kehrt zurück
Wasser = heilender Fluss
- ~ sauberes Wasser = Reinigung, Erleuchtung, Erfolg
- ~ schmutziges Wasser = Sei in Bezug auf den Umgang mit der eigenen Gesundheit und bevorstehenden Entscheidungen wachsam
- ~ im Wasser schwimmen = Frei sein

Weg = Fortsetzung
- ~ gerader Weg = du kennst deinen Weg. Erfolg, Klarheit über deine Entscheidungen
- ~ kurviger, sich schlängelnder Weg = du suchst deinen Weg; überdenke deine Entscheidungen

Weiher = Ruhe in dir, warte ab
Weihrauch = Geistige Stärke
Weinen im Traum = In Wirklichkeit sehr große innere Freude!
Weltkugel = Du hast die Kraft, die Welt zu segnen und zu heilen
Wiese = Herrlichkeit, leichter Weg
Wolf = Du bist auf dem Weg zum Wissen
Yin/Yang-Symbol = Du kommst ins Gleichgewicht
Zähne = Stärke, Kraft
- ~ von Tieren = Alte schamanische Kräfte wollen in dir erwachen
- ~ Zahn/Zähne von Menschen = Reichtum
- ~ Zahnlosigkeit = Mangel durch Ängste

Zange = Die Mühe ist vorbei

Zepter = Göttliches Wissen, Kraft
Zucker = Die Süße des Lebens
Zug/Fahrzeug = Eine Reise steht dir bevor

- Symbole sind für das Verständnis von Engelbotschaften oft entscheidend – da Inhalte meist auf diese Weise aus der lichten geistigen Welt übermittelt werden.
- Die Hinweise sollen als Einstieg dienen. Vertrauen Sie im Einzelfall Ihrer Intuition mehr als diesen Deutungsvorgaben, wenn Ihr Gespür Ihnen eine andere Bedeutung signalisiert.

11.
Aura- und Chakra-Schau

Was Aura und Chakras mit Gesundheit und Heilung zu tun haben. Aura und Chakras selbst sehen lernen.

Aura und Chakras

Jeder Körper hat ein eigenes Energiefeld. Dieses Energiefeld besteht aus der Aura und den Chakras. Die Aura wird von mehreren feinstofflichen Energiehüllen um den Körper herum gebildet. Die Chakras sind feinstoffliche Energiezentren im Körper (aber nicht wie Drüsen, denen sie oft zugeordnet werden, sondern transzendente, physikalisch bisher nicht messbare Zentren).

Das Energiefeld des Körpers schwingt mit dem Energiefeld der Erde und des gesamten Kosmos zusammen. Es ist nicht nur für die Heilung, sondern auch für das alltägliche Leben notwendig, immer wieder frische und reine Kraft aus den göttlichen lichtvollen Ebenen des Universums »zu tanken« und sich dadurch aufzurichten, neu einzustimmen und weiter zu entfalten.

Übung zur Wahrnehmung der Aura

Diese Übung führt man entweder zu zweit durch oder, wenn man keine Partner dazu findet, auch allein. Man kann dabei sitzen oder stehen. Ich gebe nur Stichworte an.

ÜBUNG ZU ZWEIT

- Atmet 3 × tief durch.
- Denkt bzw. spürt beide: »Ich verbinde mich mit der lichtvollen geistigen Welt.«
- Spürt die Liebe für die andere Person (Freund, Klient), umhüllt sie, atmet selbst weiter tief und ruhig in den Bauch.
- Spürt mit geschlossenen Augen, wo deren Körper ist.
- Fragt liebevoll: »Was darf ich über dich, für dich erfahren?«
- Schaut dann mit offenen oder geschlossenen Augen erst den Brustbereich und dann die Körpermitte an.
- Schaut die körperliche Abgrenzung an.
- Betrachtet die Strahlung von Farben der Kleidung.
- Beobachtet die Energie:
  - ~ der Schulter
  - ~ des Kopfes
  - ~ des Scheitelchakras
  - ~ des Rückens
  - ~ des Beckens, Bauchraumes
  - ~ der Beine
  - ~ der Füße

- Schickt die Frage »Was will dein Licht mir für dich mitteilen?« an die Aura des anderen und achtet auf:
  ~ Auragröße
  ~ Aurabewegung
  ~ Aurafarbe
- Beobachtet eventuelle energetische Veränderungen, Bilder, Symbole im Menschen.
- Spüre die Wärme in deiner Brust und lasse in dir die Botschaft auftauchen.
- Spürt: Was soll ich dem anderen mitteilen?
- Fragt nach: Gibt es noch etwas mitzuteilen?
- Wenn die Botschaft abgeschlossen ist, bedankt ihr euch.
- Atmet 3 × tief durch.
- Findet euch in euch selbst wieder, im Körper, ganz im Hier und Jetzt.

Wenn man diese Übung allein durchführt, muss sie entsprechend abgewandelt werden. Sie stellen die Fragen dann in Ich-Form und Sie beobachten Ihren eigenen Körper und Ihre Aura.

Überprüfung durch Intuition

Je nachdem, ob man diese Übung für und mit einer anderen Person (Freund, Klient) durchführt oder für sich allein, nutzt man zum Abschluss die intuitiven Kräfte, um weitere Hinweise zu prüfen.

- Welche Bilder, Farben, Schwingungen hast du gesehen?
- Von welchem Gefühl waren diese Bilder begleitet?
- Welche Botschaft bringen diese Wahrnehmungen mit?
- Welches Gebet fühlt sich für dich stimmig an? (Wenn der anderen Person dazu nichts einfällt, können Sie in sich selbst hineinspüren und einen Vorschlag machen und dann den anderen fragen, ob dieses Gebet passt oder ein anderes aus diesem Buch oder meinem ersten Buch oder ein ganz anderes.)

Formulieren Sie die Fragen einfach um, wenn diese nicht an eine andere Person gestellt werden, sondern an Sie selbst. Zum Beispiel: Welche Bilder ... habe ich gesehen?

Chakra-Heilungsmeditation

- Setze dich entspannt hin. Bringe deinen Atem zum ruhigen Fließen. Spüre die Liebe in dir. Lächle aus dem Herzen heraus.
- Entspanne deinen Körper von unten nach oben. Lasse die Muskulatur an deinen Füßen, Beinen, Becken, Bauch, Rücken, Schulter, Armen, Händen, Nacken, Gesicht locker.
- Spüre im Herzen: »Die Liebe erfüllt mich«, und genieße die Ruhe.
- Atme tief und entspannt ein und aus. Lächle deine Chakras von unten nach oben nacheinander an.
- Wie fühlst und siehst du dein Wurzelchakra? Leer, un-

förmig oder groß und gefüllt? Ganz gleich, wie du die Chakras wahrnimmst und unabhängig von Farben und Schwingung, stärke sie, indem du Liebe hineinschickst. Fühle »Ich liebe mich«, lenke deine innere Aufmerksamkeit auf dein Wurzelchakra und schenke diesem ein Herzenslächeln.

- Mache dies auch mit anderen Chakras, langsam, nacheinander.
- Wenn du damit fertig bist, so sieh, wie aus dir eine große strahlende Lichtsäule geworden ist. Durch diese Säule fließt das Licht vom Himmel durch dich in die Erde. Tanke auf und lasse es fließen.
- Lasse in deinem Herzchakra ein strahlendes gleichschenkliges Kreuz entstehen.
- Sieh einen Lichtkreis um dich herum.
- Komme im Gefühl »Ich liebe mich« langsam wieder zu dir.

- Die bewusste Wahrnehmung, die Schau von Aura und Chakras hilft, den physischen »grobstofflichen« Körper und seine Bedürfnisse bewusster wahrzunehmen.
- Das ist eine Grundlage, damit Heilkräfte und vor allem auch Lichtkräfte aus den Engelwelten aktiviert und gezielter gelenkt werden.

12.
Heilung mit Heilsymbolen, Gebeten und Segnungen

Wissen und Anwendung von drei wichtigen Heilsymbolen. Heilung mit Gebeten und Segnungen.

Behandlungs-Heilsymbole

Symbole tragen Kraft in sich. Das weiß man von alters her. Es gibt kaum Religionen ohne machtvolle Symbole. Der Davidstern im Judentum, das Kreuz in unterschiedlichen Ausprägungen im Christentum, der Halbmond im Islam und so fort. Nationalflaggen tragen auch Symbole, die indische zum Beispiel das Sonnen- und Schicksalsrad. In Magie und Alchemie wurden Symbole für Beschwörungen und Anrufungen verwendet. Symbole spielen für das Unterbewusstsein eine wichtige Rolle, wie wir seit Carl Gustav Jung und seiner Entwicklung der Tiefenpsychologie wissen. Statussymbole finden wir fast überall in unserem modernen Alltag – von Autozeichen wie dem Dreistern bei Mercedes über Logos auf Polohemden zu Streifen als Markenzeichen auf Schuhen. Symbole geben deutliche Signale, das wissen wir. Aber Symbole können auch besondere Heilkräfte anstoßen und verstärken. Auf die Heilarbeit mit drei erprobten und wirksamen Heilsymbolen möchte ich näher eingehen: auf Kreuz, Lemniskate und Kreis. Alle drei gehören zu den ältesten nachgewiesenen Symbolen der Menschheitsgeschichte.

Kreuz

Die Verbindung von Himmel und Erde, das Hinausreichen über den engeren Horizont, die Begegnung von Geist und Stofflichkeit. Es macht einen markanten Unterschied aus, ob ein Kreuz gleich lange Balken hat (gleichschenkliges Kreuz) oder ob der senkrechte Balken deutlich länger als der waagerechte ist (Christuskreuz). Das Christuskreuz bedeutet, dass durch unser Körperleben hier auf der Erde sich Geist durch Materie ausdrückt und dabei von einem göttlichen Funken beseelt wird. Ein gleichschenkliges Kreuz bedeutet, dass sich ganz alte sowie auch karmische Hintergründe lösen.

Lemniskate

Das ist die liegende Acht, die in der Mathematik das Zeichen für die Unendlichkeit darstellt. Hier spüren wir, dass es um Schwingung, Ausgleich und Energiefluss geht.

Kreis

Ganzheit, Fülle, Unendlichkeit. Mit einem Punkt darin das astrologische Symbol der Sonne. Wir verwenden den Kreis bei der Heilarbeit als einen Lichtkreis.

Hier Stichwörter zu Vorstellungsübungen mit diesen Heilsymbolen. Sie können diese Übungen leicht individuell ausgestalten. Sie können die Symbole aber auch vor Ihrem geistigen Auge in Räume oder für Menschen »zeichnen«, um diese oder sich selbst damit zu segnen und zu schützen.

- *Zur Blockadenauflösung und Stärkung bei Ängsten:* Stelle ein lichtvolles, ungleichschenkliges Christuskreuz in eine innere Vorstellung hinein, welche dir Angst bereitet.
- *Bei Schocksituationen, Streitigkeiten und ähnlichen Themen:* Immer dann, wenn du daran denkst, und so lange, bis sich das Thema auflöst, stellst du ein gleichschenkliges Kreuz in deine innere geistige Vorstellung. Auch zur *Stabilisierung der Gesundheit* nutzen.
- Ein gleichschenkliges Kreuz in einem Kreis ist ein besonders *heiliges Schutz- und Reinigungssymbol*, z.B. für den Schutz eines Ungeborenen, für den Schutz eines Raumes und auch für die Heilung.
- *Bei Stauungen, Spannungen, Schmerz oder Schwachstellen, auch bei Verbrennungen, Stichen* und so fort: Stell dir immer wieder eine lichtvolle Lemniskate an der betroffenen Körperstelle vor.
- *Als Schutzzeichen bei Unbehagen:* Benutze das Lichtkreissymbol, indem du es mental um dich herumlegst

oder die Situation bzw. Menschengruppe oder Gegenstände damit umhüllst. Zum Beispiel bei *öffentlichen Auftritten*, als Schutzzeichen für das *Kind*, als Schutzzeichen für das *Haus, Auto*.

Man kann sich auch einen Lichtkreis vom Schutzengel geben lassen oder in den eigenen Händen einen Lichtkreis entstehen lassen. Die geistige Welt weiß schon, ob der Lichtkreis entgegen dem Uhrzeigersinn, also abbauend, oder im Uhrzeigersinn, also Energie gebend, fließen soll. Um die Richtung bestimmen zu können, stellt man sich vor, dass man selbst die Uhr ist. Im Grunde genommen ist es unwichtig, in welche Richtung der Lichtkreis kreist, denn alles dient der kosmischen Harmonisierung und der energetischen Stabilisierung.

Christusmeditation

Diese Meditation dient zur Lösung von inneren Blockaden und zur Harmonisierung bei Auseinandersetzungen in der Außenwelt.

- Setze dich bequem hin.
- Atme 3 × in den Bauch.
- Spüre das Herzchakra warm und weich in der Brust.
- Frage in das Herz: »Was beunruhigt mich?«
- Spüre das Herzchakra und erkenne das Thema.
- Atme tief.

- Setze ohne Bewertung das Christuskreuz in das Thema hinein.
- Atme tief durch und stelle dich selbst in das Christuskreuz hinein.
- Atme und nimm Heilenergie und Lösungsenergie auf.
- Beende die Übung, indem du wieder ganz zu dir ins Hier und Jetzt kommst.

Hier ist ein ungleichschenkliges Kreuz gemeint. Wenn jedoch das gleichschenklige Kreuz von alleine in Ihnen auftaucht, dann bedeutet dies eine himmlische Gnade, dass sich Ihr Thema karmisch gelöst hat.

Lemniskatemeditation für sich selbst

Diese Meditation dient zur inneren Stabilisierung.

- Setze dich bequem hin.
- Atme 3 × in den Bauch.
- Sprich innerlich: »Ich bitte um Heilkraft.«
- Lass in deinen Händen die Lichtkugel entstehen.
- Sprich innerlich: »Ich bitte um die Heilkraft der Lemniskate.«
- Lass die Lichtkugel in dich hineinfließen.
- Atme, spüre, nimm auf.
- Spüre dreimal Selbstliebe in dir mit den innerlich gesprochenen Worten: »Ich liebe mich.«
- Komm wieder zu dir ins Hier und Jetzt.

Lemniskatemeditation für andere

- Setzt euch bequem hin.
- Atmet 3 × in den Bauch.
- Sprich innerlich: »Ich bitte um Heilkraft.«
- Lass in deinen Händen die Lichtkugel entstehen.
- Sprich innerlich: »Ich bitte um die Heilkraft der Lemniskate.«
- Lasse dir von der inneren Kraft eine lichtvolle Lemniskate zeigen.
- Sprich ein Gebet für den anderen in die Lichtkugel hinein:

  »Liebe Heilkraft der Lemniskate, wirke in diesem Menschen, solange er dich braucht. Wenn er dich nicht mehr braucht, kehre zu mir in reinem Licht wieder zurück oder kehre nach oben zur Lichtquelle.«
- Schenke die Lichtkugel in Gedanken dem anderen Menschen.
- Der Beschenkte möge nun entspannt atmen, die Lemniskate in sich aufnehmen und ihre Heilkraft spüren.
- Für beide, den Schenkenden und Beschenkten: Spürt dreimal Selbstliebe in euch mit den innerlich gesprochenen Worten: »Ich liebe mich!«
- Dann kommt ihr beide wieder ganz zurück.

Meditation in heilsamer Kreisbewegung

Diese Meditation dient der kosmischen und energetischen Ordnung in Ihnen. Wenn Sie Freude daran haben, können Sie diese Übung täglich durchführen, fünf Minuten oder länger.

- Setz dich bequem hin.
- Schließe deine Augen.
- Atme 3 × tief durch.
- Sprich in deinem inneren Herzen: »Ich bin bereit für die heilende Arbeit der lichtvollen geistigen Welt an mir.«
- Vergegenwärtige dir deinen Schutzengel mit einem großen lichtvollen Kreis.
- Atme, entspanne dich und lass dich fallen. Erlaube der Energie zu kreisen, ohne dass du dabei etwas machst oder manipulierst.
- Bleibe im tiefen Atmen, bis du wieder zurück in den Alltag kommen möchtest.

Gebete und Segnungen:
Was sie sind und wie sie wirken

Gebete und Segnungen wurden schon seit Vorzeiten genutzt, um zu helfen und zu heilen, um zu lindern und zu stärken, um anzurufen und zu beschwören. In allen Religionen und in allen Kulturen begegnen wir Gebeten und

Segnungen. Serge Kahili King hat mit seiner Beschreibung des hawaiianischen Huna-Wegs zu Bewusstwerdung und Heilung die Macht von Segnungen immer wieder sehr betont. Im alten Christentum dienten die sogenannten Litaneien – eine Folge von Anrufungen, vor allem Jesu und Marias – der kontemplativen Einstimmung auf fast magisch anmutende Kräfte, die Körper, Geist und Seele stärken sollen. Das vielen Lesern sicher bekannte Rosenkranzgebet wird auf gleiche Weise angewandt: zur Anrufung von Heil- und Segenskräften und zur geistlichen Stärkung.

Seit dem Master-Key-System von Charles F. Haanel Anfang des 20. Jahrhunderts und dem positiven Denken von Dr. Joseph Murphy und Norman Vincent Peale sowie spätestens seit dem Erfolg von »The Secret« von Rhonda Byrne und »Grüße vom Universum« von Mike Dooley Anfang unseres 21. Jahrhunderts wissen wir: Wenn Gedanken und Worte mit dem Herzen und mit echten Gefühlen verbunden werden, dann ordnen sich die Umstände in der Außenwelt, als deren Opfer man sich oft fühlt. Dann zieht mehr Harmonie im Inneren ein, und damit kann sich der Organismus psychosomatisch ausgleichen und heilen, wo es notwendig ist. Und schließlich kommen wir durch die Verbindung von Gedanken und Worten mit herzlich empfundenen Gefühlen auf eine Ebene der Tat, auf der wir unseren Idealen und Zielen näherkommen und etwas Konkretes für ihre Manifestation tun können.

Lichtvolle und heilsame Gebete und Segnungen

Gebete und Segnungen sind eine Form der Heilung, die wir selbst ausüben können. Es braucht dazu keinen Experten, keinen amtlich anerkannten Therapeuten. Die großangelegten Untersuchungen des amerikanischen Arztes Dr. Larry Dossey in den achtziger und neunziger Jahren des 20. Jahrhunderts haben, sogar in Doppelblindversuchen, die Heilkraft von Gebeten nachgewiesen.[4]

Gebete und Segnungen bringen Ruhe und Harmonie mit sich. Sie berühren das Herz. Sie führen, wenn man sie in der richtigen geistigen Haltung spricht bzw. hört, zu mehr Eigenverantwortung und Selbständigkeit. Und das im Sinne eines ganzheitlichen Bewusstseins, da wir einerseits selbst aktiv werden und uns andererseits die enge Verbindung mit kosmischen und höheren Kräften bewusstmachen, die wir ja anrufen oder die für uns angerufen wird.

Bei Gebeten bitten wir um Hilfe und Heilung aus einer höheren Ebene und mit höheren Kräften. Diese sind zwar auch in uns, aber wir haben sie, zumindest gerade jetzt, offenkundig nicht so stark und aktiv zur Verfügung, wie wir es bräuchten. Deshalb bitten wir darum, dass uns diese Kräfte in bestimmten Umständen rascher zufließen und spürbar helfen.

Ich empfehle, dass Sie Ihre Gebete an die Engel und die lichtvolle geistige Welt richten. Sie beten damit Engel keineswegs an, Sie stellen die Engel nicht über Gott oder Jesus. Es fällt den meisten Menschen leichter, zu den Engeln zu beten und sie um Vermittlung zu bitten, als sich direkt an die formlose grenzenlose Gotteskraft zu wenden. Die Engel sind unserem Alltagsleben mit unseren ganz menschlich begrenzten Gedanken und Gefühlen näher. Es fällt uns viel leichter (und ist wohl auch etwas unverbindlicher), wenn wir mit Engeln und anderen Geistwesen aus der lichten Welt Kontakt aufnehmen. Nicht umsonst gibt es ja in der orthodoxen und in der christlichen Kirche auch Heilige, also ganz »normale« Menschen, die auf der Erde gelebt haben. In vielen Kirchen wird die Anrufung der Heiligen neben der Anrufung Marias gepflegt; in beiden Fällen werden sie als Vermittler zur Schöpferkraft und Christuskraft gedacht.

Manchmal bitten wir auch andere Menschen, die einen gewissen Zugang zur »lichtvollen geistigen Welt« haben, für uns ein gutes Wort einzulegen, für uns zu beten. Damit sich kein Missverständnis einschleicht: Selbstverständlich sind Gott und die Christuskraft jedem von uns weder näher noch weiter entfernt als die Engel, sondern sie sind selbstverständlich allgegenwärtig, allwissend und allmächtig. Bei den Schutzengeln wissen wir jedoch und viele von uns spüren das auch selbst, dass sie als lichtvolle Wesen direkten Umgang mit uns haben. Wir spüren oder sehen ihre feinstoffliche Gestalt. Sie übermitteln uns die göttlichen Kräfte, gefiltert und für unsere Ebene und unser individuelles Auffassungsvermögen »heruntertransformiert«. Wenn wir Gebete und Segnungen ausdrücklich und herzlich ausführen, erfahren wir und die Menschen, für die wir bitten, Hilfe und Heilung umso wirkungsvoller.

Gebete

Um wirkungsvolle Gebete zu sprechen, sollten Sie sich zunächst klarwerden, worum Sie bitten. Formulieren Sie Ihre Bitte so klar und einfach wie möglich. Es kommt nicht darauf an, ob sie offizielle liturgische Gebetsformeln verwenden, sondern ob das Gebet von Herzen kommt.

Meine Erfahrung ist, dass Gebete am besten nur mental, also in Gedanken, gesprochen werden, weil unser gefühlsmäßiges Empfinden dabei stärker ist, als wenn man Gebete hörbar vor sich hin spricht. Daraus könnte nämlich unter Umständen eine Art von automatischem Hersagen entstehen. Bei akuten Zuständen sollten Sie Ihr Gebet so oft mental sprechen, mit möglichst ganzer Hingabe aus Ihrem Herzen, wie oft das Problem auftaucht oder Sie an dieses Thema denken.

Bei langwierigen Schwierigkeiten empfehle ich, das jeweilige Gebet zunächst drei Wochen dreimal am Tag mental zu sprechen, morgens, mittags und abends. Danach drei Wochen lang nur zweimal sprechen, morgens und abends. Schließlich sprechen Sie weitere drei Wochen lang das entsprechende Gebet nur noch einmal am Tag, nämlich morgens.

Segnungen

Der Begriff Segen geht auf das Wort segnen zurück, das im alten Deutsch aus dem lateinischen signare entstanden war, »ein Zeichen geben«. In der christlichen Tradition war damit fast immer das Kreuzzeichen gemeint, das segnen, aber auch schützen sollte. Ich verstehe den Begriff Segnung hier viel weiter und umfassender und ohne jede religiös-dogmatische Bedeutung.

Wenn wir eine Person, ein anderes Lebewesen, ein Vorhaben, eine Situation oder eine Sache segnen, so sind wir bereit, sowohl unsere eigenen guten Wünsche jemandem oder etwas zuzuwenden sowie als Kanal zu dienen für lichte, hell strahlende göttliche Kräfte, die durch uns zum Menschen oder der Angelegenheit fließen mögen. In gewisser Weise ist die Segnung also eine spezielle Art von Gebet, könnte man sagen.

Wir wissen uns in der Segnung mit der Schöpferkraft verbunden und laden diese Energie ein bzw. bitten sie, Schutz, Stärke oder Heilung der Person oder Sache in besonderem Maße zukommen zu lassen. Dabei haben wir aber auch einen persönlichen energetischen Beitrag zu leisten. Wir sind nicht nur Kanal. Unser eigenes Herzenslicht, unsere individuellen Seelenkräfte, unsere guten spirituellen, mentalen und emotionalen Wünsche wirken gleichfalls. Das dürfen wir nicht unterschätzen. Beim gesamten Thema »Heilung mit der Kraft der Engel« geht es ja nie darum, nur Gnade oder Hilfe »von oben abzuholen«, sondern auch wesentliche Schritte zur Selbstverantwortung und zur Eigenermächtigung zu machen. Sie sind ja ebenfalls ein Lichtwesen, wie die Engel. Und in diesem Leben besteht eine Aufgabe für uns alle darin, unsere Lichtnatur zu entdecken und mehr und mehr daraus zu leben.

Wenn ich einem Menschen oder einer Angelegenheit meinen Segen ausspreche, dann wird diese Person oder diese Sache von einem rosafarbenen Kreis umhüllt und begleitet. Ein Beispiel: Ich segne morgens meine kleine Tochter zum Beispiel mit den Worten »Ich bitte um Segen für dich, und meine Liebe begleitet dich den ganzen Tag«. Dann sehe und spüre ich sowohl den rosafarbenen Lichtkreis, der sie begleitet und hütet, auch wenn ich nicht körperlich anwesend bin. Meine Segnung »erschafft« ihn. Aber da ich die lichtvolle geistige Welt auch vorher um Segen für meine Tochter gebeten habe, entsteht um sie ein zweiter, noch größerer lichtvoller Kreis, der silbrig-weiße Farbe hat und aus der Ebene von Erzengel Uriel stammt.

Es ist günstig, den ganzen Tag hindurch immer wieder daran zu denken, sich selbst, Situationen und Menschen zu segnen. Die Fahrt zur Arbeit, das Kochen und das Essen, den Spaziergang, die Natur mit Vögeln und Tieren draußen, das Auto und die Straße ... Praktisch alles können wir segnen. Damit erschaffen wir für uns selbst eine harmonische Grundstimmung und setzen Impulse des Friedens, der Heilung und des Segens in der Außenwelt.

Besondere Anlässe, die wir auch speziell segnen sollten, sind Geburten, Taufen, Prüfungen, Operationen, Schulabschlüsse, Hochzeiten, Jubiläen und runde Geburtstage, größere Reisen, aber auch den Einzug in eine neue Woh-

nung oder ein neues Haus, den Beginn an einer neuen Arbeitsstelle sowie selbstverständlich Beerdigungen. Auch wenn es banal klingt: Sie sollten auch ein neues Auto segnen.
Zwei Taufen habe ich selbst begleitet und durchgeführt. Eine war die Taufe meiner Tochter im Familienkreis, ohne Kirche und Pfarrer. Und kürzlich wurde ich von einer freien christlichen Gemeinschaft gebeten, eine Frau im mittleren Alter zu taufen, indem ich ein bestimmtes Taufritual vollzog. Bei beiden Taufen wirkte die lichtvolle geistige Kraft durch mich und segnete. Ich war in diesem Fall lediglich die Vermittlerin. Es entstand ein lichtvolles, großes Kreuz in diesen beiden Menschen als Symbol für den Ausgleich zwischen Geist und Stoff, oben und unten, und als intensivere Anbindung an das Göttliche auf allen Ebenen.

Obwohl die Segnung durch hohe lichtvolle Kräfte nach meiner Erfahrung viel stärker wirken kann, ist es wesentlich (wie zuvor schon erwähnt), dass auch wir selbst immer wieder segnen und die Segnung »üben«. Es gehört zu unserer Entwicklungsaufgabe in diesem Erdenleben, selbst mehr Licht und Liebe zu erfahren und mehr Licht und Liebe durch uns in die Schöpfung fließen zu lassen. Das kann man tatsächlich üben!
Falls Sie sich als zu klein oder zu unrein fühlen, um selbst irgendetwas segnen zu können, so steckt dahinter unter Umständen ein besonders gut maskiertes Ego, das verhindern möchte, dass Sie sich mit Ihren seelischen und geistigen Kräften für Ihr höheres göttliches Potenzial öffnen. Zumindest sollten Sie in dem Fall mit einem der allerkleinsten Schritte beginnen, nämlich Ihr Essen zu segnen –

zum Beispiel, indem Sie ohne alle Worte Ihre Hände darüber halten und sonst nichts weiter machen.

Segnungen sind wirklich lebenswichtig. Als Mutter bin ich ja nicht nur zuständig für Essen, Trinken, Kleidung, ein Dach über dem Kopf sowie vielleicht etwas Kuschelwärme und Spielen und Bildung. Auch die bewusste geistig-seelische Zuwendung und Segnung der Seele meines Kindes durch mich gehört zu meiner irdischen Aufgabe als Mutter. Je mehr und bewusster wir selbst segnen, desto offener werden wir für die himmlischen Segenskräfte. Nun zunächst zu Vorschlägen für Gebete, dann zu Vorschlägen für Segnungen.

Vorschläge für Gebete

Die folgenden Vorschläge für Gebete und Segnungen sind im Verlaufe der letzten sieben Jahre meiner Beratungs-, Heilungs- und Ausbildungstätigkeit entstanden. Sie haben sich gut bewährt.[5]
Übernehmen Sie diese Vorschläge aber nicht unbesehen, und meinen Sie bitte nicht, dass diese und nur diese Wortlaute »gültig« oder wirksam sind. Bleiben Sie offen für eigene Impulse, wie Sie Ihre Gebete gestalten können. Das Gleiche gilt auch für den Abschnitt mit den Segnungen weiter unten. Vielleicht beginnen Sie, diese Gebete auszuprobieren, und erlauben sich selbst, allmählich zu ganz eigenen Gebetsformen zu finden.

Manche Gebete und Segnungen habe ich von den Engeln empfangen, andere intuitiv und aufgrund von Erfahrung selbst entwickelt. Selbstverständlich können Sie die Gebete und Segnungen verändern, wenn das für Sie stimmiger ist. Ich habe jedoch die Erfahrung gemacht, dass sie so, wie sie hier niedergelegt sind, am wirksamsten sind. Der Wortlaut eines persönlichen Gebets, das Sie für sich selbst entwickeln, ist meist viel wirksamer, als eines der hier vorgeschlagenen Gebete zu nehmen und im Wortlaut zu verändern.

Vergebungsgebet

Vergeben ist immer gut. Unseren Eltern, unseren Kindern und unseren Geschwistern oder Verwandten. Unserem Partner und unseren Kollegen. Der Gesellschaft und dem Land. Und manchmal, wenn wir einen Groll gegen Gott hegen oder gegen die Engel (weil wir meinen, dass sie nicht schnell und gründlich genug geholfen hätten), dann müssen wir auch lernen, Gott und der Schöpferkraft »zu vergeben«. Das ist gar nicht so einfach, dass wir »Gott« vergeben sollen – zum Beispiel dafür, dass wir so sind, wie wir sind, oder dass das Leben so ist, wie es ist (wobei wir meist übersehen, dass wir ja ab jetzt und heute ganz aktiv dazu beitragen können, dass es besser wird!). Den höchsten Anspruch scheint es jedoch zu stellen, dass wir uns selbst vergeben!

Für den Alltag rate ich zum Vergebungsgebet vor allem bei zwei Umständen: Erstens, wenn Sie einen Streit hatten, der Sie immer noch umtreibt oder belastet, und wenn Sie diese Situation für sich ein für alle Mal lösen möchten. Zweitens, wenn Sie einen alten Groll spüren, vielleicht über irgendeine Familienangelegenheit, es aber gar keinen konkreten und aktuellen Anlass gibt, sich jetzt (noch) darüber zu ärgern, obwohl Sie sich dennoch im Zusammenhang mit dieser Sache irgendwie deprimiert fühlen.

Vergebungsgebete wirken auch dann, wenn Sie sich beim Einleitungssatz »Ich vergebe dir ...« keinen Namen und kein Gesicht zum »dir« denken. Die Kräfte der Vergebung fließen von selbst dorthin, wo sie gebraucht werden. Es wäre gut, dieses Gebet nicht zu kürzen, denn es entfaltet seine starke Wirkung erst dann voll, wenn es tatsächlich ganz mental gesprochen wurde.

> *Ich vergebe dir, was du getan hast, bewusst oder unbewusst.*
> *Ich bitte dich, mir zu vergeben, was ich getan hab, bewusst oder unbewusst.*
> *Ich bitte alle Menschen, dir zu vergeben, was du getan hast, bewusst oder unbewusst.*
> *Ich bitte dich, allen Menschen zu vergeben, was sie getan haben, bewusst oder unbewusst.*
> *Ich bitte alle Menschen, mir zu vergeben, was ich getan habe, bewusst oder unbewusst.*
> *Ich vergebe allen Menschen, was sie getan haben, bewusst oder unbewusst.*

Ich bitte Gott, dir zu vergeben, was du getan hast, bewusst oder unbewusst.
Ich bitte Gott, mir zu vergeben, was ich getan habe, bewusst oder unbewusst.
Und ich vergebe mir, was ich getan habe, bewusst oder unbewusst.
Amen.

Allgemeines Schutzgebet

Sensible Menschen, die fühlen, dass sich eine Energieform oder eine Wesenheit in ihrer Nähe befindet, können und sollten dieses Schutzgebet verwenden. Besonders dann, wenn sie nicht wissen oder nicht einordnen können, ob es sich um ein lichtvolles Wesen handelt, um ein dunkles Geistwesen, das täuschen oder besetzen will, oder um die Seelengestalt eines Verstorbenen, die erlöst werden möchte.

Wenn du in reiner Liebe gekommen bist, darfst du bleiben.
Wenn du nicht in reiner Liebe gekommen bist, musst du dorthin zurückkehren, wo du herkamst oder nach oben in das Licht schauen und den Engeln folgen.

Wenn ein reiner Engel in Liebe gekommen ist, dann darf er ja bei uns bleiben und uns unterstützen. Wenn sich jedoch eine eher dunkle Wesenheit bemerkbar macht, die nicht in einer reinen Liebesabsicht gekommen ist, so muss sie dorthin zurückkehren, woher sie gekommen ist. Solchen Wesen ist es oft (noch) nicht möglich, wirklich in das höchste Licht weiterzugehen, und nur deshalb müssen sie zurückgeschickt werden, nicht etwa, um sie zu »bestrafen« oder zu »verdammen« – was ja ein Gegenteil zur Segnung wäre. Wenn es sich um einen Verstorbenen handelt, der sich meldet, dann darf dieser in das Licht schauen und den Engeln folgen.

Schaue nach oben in das Licht und folge den Engeln!

Schutzgebet im Hinblick auf lebende bekannte Personen

Im Alltag befinden wir uns manchmal in Situationen, mit denen wir ganz allein und mit den normalen Überlegungen und Gesprächen nicht klarkommen. Wir wissen vielleicht nicht, was genau hinter den Handlungen oder Worten von Verwandten oder Freunden, Arbeitskollegen oder Vereinsmitgliedern steckt. Oder wir erleben im Berufsleben Mobbing oder ungute Dinge im Geschäftsleben mit Partnern oder Kunden.
Dieses Schutzgebet wird Ihnen sicher helfen. Nach der dreimaligen Anwendung dieses Gebets (jeweils dreimal am Tag) stellen Sie fest, dass Sie der Person gar nicht mehr begegnen oder diese Sie sogar meidet oder dass sich Terminvereinbarungen mit solchen Personen quasi von selbst erledigen, ohne dass Sie sie selbst absagen müssten.

Wenn du in reiner Liebe bist, darfst du mir begegnen.

Wenn du nicht in reiner Liebe bist, musst du mir aus dem Weg gehen.

Schutzgebet im Hinblick auf lebende unbekannte Personen

Dieses Schutzgebet hilft für Menschen, die in der Öffentlichkeit stehen und viel mit anderen Menschen zu tun haben, die ihnen meist unbekannt bleiben. Zum Beispiel wenn Sie Vorträge halten oder Firmen- oder Produktpräsentationen vor Gruppen von Menschen, sich in Vereinen, Parteien oder anderen Verbänden engagieren, die öffentliche Veranstaltungen abhalten.
Wenn Sie dieses Schutzgebet regelmäßig nutzen, werden Sie aufmerksamer und achtsamer, auch wachsamer. Sie nehmen positive und negative Energien, Eigenschaften, Einflüsse und Motivationen deutlicher wahr und spüren, wo Sie hingehören und wo es für Sie nicht stimmig ist und Sie deshalb besser nicht sein sollten. Durch Ihre steigende Bewusstheit kommt es dann automatisch nicht mehr zu Begegnungen mit Menschen, die Ihnen nicht guttun oder die Ihnen nicht wohlgesinnt sind. Zumindest werden solche Zusammentreffen deutlich seltener.

Alle Menschen, die in reiner Absicht kommen, dürfen den Weg zu mir finden.
Alle Menschen, die nicht in reiner Absicht kommen, dürfen diese/meine Türschwelle nicht überschreiten.

Schutzgebet bei dunklen Kräften

Solche Schutzgebete sind sinnvoll, wenn Sie wissen oder aus gutem Grund und sicher vermuten müssen, dass auf Sie oder einen Menschen, für den Sie Sorge tragen, dunkle Mächte oder etwas »Schwarzmagisches« gerichtet wurde bzw. wird. Es ist nicht notwendig, dass Sie wissen, um welche Art von »Zauber« genau es sich dabei handelt. Dieses Gebet hilft, in den Schutz der absoluten Liebe hineinzugehen, und alles, was eine andere Person sendet, prallt ab bzw. wird ihm automatisch zurückgesandt, als ob er damit auf einen Spiegel träfe. Dann wird der Absender selbst damit aufhören. Ich bin durch Dr. Joseph Murphy darauf gestoßen, der das »Positive Denken« entwickelt und verbreitet hat. Lassen Sie sich nicht durch die Kürze des Gebets und die Schlichtheit der Worte davon abhalten, seine wunderbare Wirksamkeit zu erweisen. Sprechen Sie dieses Gebet so oft, wie Sie sich an Ihr Unwohlsein oder an den entsprechenden Menschen erinnern.

Gottes Liebe erfüllt meine Seele, ich lasse alles Dunkle los, ich lasse alles Dunkle gehen.

Unabhängigkeitsgebet

Wenn aus einer Freundschaft, Partnerschaft, Familienbeziehung (Mutter-Kind oder Vater-Kind, Geschwister) oder aus einer anderen direkten persönlichen Beziehung (Therapeut-Klient, Arbeits- oder Geschäftspartner) eine Abhängigkeit geworden ist, rate ich zu diesem Gebet. In Abhängigkeitssituationen laufen Muster ab, werden Spiele gespielt, oder Menschen handeln wie unter Zwang. Dabei wirkt eine Person für die andere wie ein »Energieräuber« und zieht ihr Energie ab. Es muss übrigens nicht immer der »Stärkere« sein, der Energie saugt und von dem der »Schwächere« irgendwie abhängig ist. Vielmehr beobachten wir oft, dass der vermeintlich schwächere Mensch der Energieräuber ist, das aber hinter einer angeblichen Opferrolle verbirgt. Wenn eine Mutter täglich bei den erwachsenen Kindern anruft oder wenn sie darauf besteht, zum Beispiel jeden Sonntagnachmittag zum Kaffee zu kommen (damit sie so ihr Interesse und ihre »Liebe« für die Kinder auch zeigen kann), und Sie sich hinterher völlig ausgelaugt fühlen, dann sollten Sie »Liebe« beweisen – in Wahrheit aber sind Sie auf eine nicht stimmige und energetisch nicht zulässige Weise unter Druck gesetzt worden. Auch in solchen Situationen ist das Unabhängigkeitsgebet sinnvoll.

Sprechen Sie dieses Gebet vor und nach einem derartigen Besuch, vor und während eines Telefonats, immer, wenn Sie anscheinend grundlos an die betreffende Person denken (weil das auch eine Form ist, wie Menschen Energie saugen können, indem sie sich mental »melden«). Und natürlich sprechen Sie das Gebet gedanklich auch beim direkten Zusammentreffen mit solchen Personen. Es geht darum, dass Sie Ihre Stärke für Ihr eigenes Leben bewahren und den anderen Menschen an die lichtvolle geistige Welt, die wirklich für ihn zuständig ist, übergeben. Sie sind nicht für ihn zuständig!

Ich habe mein Glück in mir gefunden.
Ich wünsche dir, dass du deines in dir findest, denn bei mir ist es nicht.
Nimm die Hand deines Engels und folge ihm in das Licht!

Abgrenzungsgebet

Sie verwenden dieses Gebet, wenn Sie in einem Gespräch spüren, dass Sie immer müder werden und der andere immer wacher und stärker. Das ist ein Zeichen dafür, dass Sie Energie verlieren und der andere diese Energie aufnimmt oder sogar unterbewusst von Ihnen abzieht. Um dieses unfreiwillig entstandene »Energieleck« wieder »dichtzumachen«, sprechen Sie das Gebet mental und gelangen so wieder in die eigene Mitte. Der andere Mensch kann einen Teil der Energie, die Sie vom Kosmos reichlich erhalten, gerne haben, aber nicht jenen Teil der Energie, den Sie für sich selbst brauchen. Dieses Gebet eignet sich auch gut vor dem Arbeitsbeginn.

Nimm so viel Kraft, wie du brauchst, aber lasse mir so viel, wie ich selbst benötige.

Begleitungsgebet

Wenn Sie vor einer Reise, einem Gespräch, einem Umzug, den Ferien, dem Beginn eines Projektes oder anderen Neuanfängen stehen und sich dabei verunsichert fühlen, hilft dieses Gebet. Sie sprechen es einmal, vor dem Vorhaben. Eltern empfehle ich, dieses Gebet ihren Kindern beizubringen. Das kann zu einer schönen, heilsamen und wirkungsvollen Begleitung für das Kind werden, sein ganzes Leben hindurch. Es wird schon früh sein Urvertrauen stärken.

Mein lieber Schutzengel, gehe vor mir, und ich folge dir!

Behandlungsgebet von Erzengel Raphael

Dieses Gebet ist ratsam, wenn Sie Heilarbeit anbieten, energetische Arbeit ausführen oder mit Handauflegen helfen. Dabei ist es bekanntlich immer wichtig, sich vor, während und nach der Heilarbeit zu klären und zu reinigen. Dieses Behandlungsgebet von Erzengel Raphael dürfen (und sollen) sowohl Behandler als auch Klienten sprechen, jewels in Gedanken für sich.

Ich glaube an die Liebe, ich glaube an das Licht, der Heilige Geist umgibt mich.

Den folgenden Satz spricht der Klient nach dem Behandlungsgebet entweder für sich selbst oder Sie als Heiler sprechen es für ihn.

Mein lieber Schutzengel, nimm mir die Blockaden weg, die ich für meine Entwicklung nicht mehr brauche. Amen.
Lieber Schutzengel von ..., nimm ... die Blockaden weg, die er (bzw. sie) für seine (bzw. ihre) Entwicklung nicht mehr braucht.

Den folgenden Satz spricht der Behandler, damit er während der Behandlung nicht abschweift und den Lichtfluss schwächt. Der Behandler hält so auch seinen eigenen Schutz und seine Achtsamkeit aufrecht.

Christuskraft in mir verbindet sich mit der Christuskraft in dir und heilt dich!

Gebet für energetische Fernbehandlung

Für Menschen, die Fernbehandlungen praktizieren, ist das nächste Gebet gedacht.

Liebe Engel, ich bitte um Heilkraft für ... .
Die Christuskraft in mir verbindet sich mit der Christuskraft in dir und heilt dich.

Energetische Selbstbehandlung

Für Menschen, die sich selbst Hände auflegen oder behandeln, ist dieses Gebet.

Ich bitte um Heilkraft. Die Christuskraft in mir ist Heilung.

Lösungsgebet

Themen und Probleme, bei denen uns die Hände gebunden sind, müssen wir, ob wir wollen oder nicht, an die lichtvolle geistige Welt abgeben. Das führt zur Entkrampfung, und wir verschlimmern die Situation nicht durch unsere Sorgen und Ängste noch weiter und ganz unnötig. Dieses Gebet stärkt Ihren Glauben daran, dass die Engel das bewerkstelligen können, was nicht in unserer Macht liegt.

Liebe Engel, helft mir, das Thema anzugehen und umzusetzen. Löst die Dinge für mich, denn ihr könnt es besser.

Befreiungsgebet für Sterbende und Verstorbene

Wenn Sie eine sterbende Person begleiten oder wenn Sie hören, dass eine Ihnen nahestehende Person gestorben ist, so hilft dieses recht einfache, aber wirksame Gebet. Seelen von Verstorbenen können sich auch in Träumen melden oder in unseren Gedanken auftauchen, anscheinend also nicht »von sich aus«, sondern weil wir an sie denken. Das sind jedoch Signale, dass Sie ihnen mit einem solchen Gebet helfen können, weiter auf ihrem Weg ins Licht zu gehen.

Schaue nach oben in das Licht und folge den Engeln.

Gebet für die Entstehung eines Lichtwesens oder Engels

Das klingt zunächst vielleicht etwas seltsam: Wir sollen selbst ein Lichtwesen entstehen lassen? Ja, mit Hilfe unserer Herzensliebe können wir mehr Licht in diese Welt bringen. Dazu möchte ich Ihnen ein Beispiel erzählen (das ich zwar schon im ersten Buch erwähnt habe, aber das einfach erstaunlich ist).
Eine Frau mittleren Alters kam zu mir. Sie steckte in einer sehr schwierigen persönlichen Situation. In ihrer Partnerschaft gab es ernsthafte Unstimmigkeiten, die Trennung

stand im Raum. Ihr Schutzengel gab mir für sie folgendes Gebet: »Du sollst wissen, dass ich dich liebe.« Dieses Gebet sollte sie für ihren Mann sprechen.
Darauf reagierte die Frau zunächst empört. Sie war verärgert über die Situation damals und meinte, dass sie eine solche Formulierung noch nicht einmal bei sich denken wollte. Immerhin war sie dann stattdessen jedoch bereit zu beten: »Du sollst wissen, dass ich akzeptiere, dass es dich gibt.«
Nach einigen Wochen kam sie wieder, bedankte sich und wurde immer ruhiger, bis sie schließlich jenes Gebet sprechen konnte, das ihr Schutzengel vorgeschlagen hatte. Sie und ihr Mann konnten sich aussprechen, weil sie wieder zunächst Respekt, dann auch ihre Liebe füreinander entdeckten, und so konnten sie ihre Ehe doch noch retten.
Das folgende Segensgebet wirkt noch intensiver, wenn Sie dem Menschen, für den Sie es sprechen, das auch mitteilen. Vielleicht wird er dann bereit sein, in bestimmten Situationen auch selbst an dieses Lichtwesen denken und eine Stärkung zu erleben.

Ich bitte das göttliche Licht, die Engelform anzunehmen, die für ... (Name des Menschen, um den es geht) wichtig ist. Gehe zu diesem Menschen und unterstütze ihn, solange er dich braucht.
Wenn er dich nicht mehr braucht, so kehre zu mir in reiner Energie zurück oder gehe wieder zurück zur Quelle des Lichts.

Am schönsten und besten wäre es, wenn wir uns von unserem Schutzengel Gebete empfehlen lassen würden. Und noch besser, als sich Gebetsvorschläge des eigenen Schutzengels von einem anderen dafür offeneren Menschen übermitteln zu lassen, wie zum Beispiel über mich, ist es, diese selbst zu empfangen. Das ist möglich. In meinen Lehrgängen zum »Energetischen Heiler« führen wir Übungen durch, wie wir zunächst echte innere Ruhe entwickeln, dann die Aktivierung der Intuition und Medialität durchführen und schließlich eben den Kontakt zum Schutzengel bekommen, der uns Botschaften, Gebete und Segnungen übermittelt. In einem Seminar, »Schulungsweg und geistiges Schauen«, mit knapp dreißig Teilnehmern und Teilnehmerinnen, die häufig schon vorher andere Kurse, auch bei anderen Leitern, besucht hatten, konnten alle am Ende des fünftägigen Seminars ihre eigenen Schutzengel wahrnehmen und die Aura bei sich und bei anderen sehen sowie meist auch deren Schutzengel. (Das heißt natürlich nicht, dass dies in allen Kursen und immer so stattfindet.)

Vorschläge für Segnungen

Nun folgen ein paar Vorschläge für Segnungen. Sie sind sicher einfühlsam und kreativ genug, Ihre eigenen Segnungsworte zu erspüren und zu sprechen (nur mental).

Segnung für den eigenen Lebensweg

Drei Dinge sind nach meinem Wissen für die Entwicklung von uns Menschen im Alltag wichtig.

1. Die täglich wiederholte Segnung unseres Lebenswegs.
2. Der tägliche Kontakt zum Schutzengel und die Annahme einer entsprechend geistigen Einstellung für den Tag.
3. Der Kontakt zum Erzengel des jeweiligen Tages (Sonntag: Michael; Montag: Gabriel; Dienstag: Samael; Mittwoch: Raphael; Donnerstag: Zachariel; Freitag: Anael; Samstag: Uriel).

- Stellen Sie sich Ihren Lebensweg wie einen Lichtstrahl vor, der sich nach vorn in die Zukunft richtet. Schauen Sie an, beobachten Sie, wie dieser Weg bzw. dieser Lichtstrahl aussieht, was er Ihnen zeigt. Welche Wendungen oder Hindernisse tauchen auf, welche Chancen und Möglichkeiten ergeben sich?
- Bitten Sie dann die lichtvolle geistige Welt um Segen für Ihren Weg.
- Danach segnen auch Sie Ihren Weg und sich selbst.

Sie werden bemerken, dass eine solche Segensbitte und Ihre eigene Segnung den Weg durch das Leben und in das Licht viel leichter machen. Durch diese Segnung sind Sie sowohl mental und emotional als auch auf den höheren seelischen Ebenen besser vorbereitet für die nächsten Schritte, und es wird Ihnen leichter fallen, Herausforderungen oder Schwierigkeiten zu meistern. Sie werden auch neue Chancen leichter erkennen und besser nutzen können.

Mit Hilfe von Segnungen arbeiten Sie aktiv an der Gestaltung Ihrer Zukunft. Sie können sich leichter von unguten Gewohnheiten und einengenden Opfermustern lösen und Ihre wahre schöpferische Kreativität verwirklichen.

Liebe lichtvolle geistige Welt, liebe Engel,
ich bitte um Segen und Reinigung meines Lebensweges und segne diesen auch selbst. Amen.

Segnung für Kinder

Erfüllen Sie Ihr Kind (oder Kinder, mit denen Sie zu tun haben) mit der Kraft der Liebe. So erhält dieses Kind einen zusätzlichen Schutz auf allen Ebenen und seine Seele ein willkommenes Herzenslicht der Liebe.

Liebe Engel, ich bitte um Segen für ... (Vorname).
Meine Liebe begleitet dich.

Segnung in Notsituationen

Wenn Menschen in Not sind, wenn jemand unter äußeren widrigen Umständen leidet oder unter inneren emotionalen Nöten, dann hilft und lindert dieses Gebet. Sie können diese Segnung gedanklich immer dann wiederholen, wenn der betreffende Mensch Ihnen in den Sinn kommt.

Liebe lichtvolle geistige Welt, liebe Engel: Ich bitte um Segen und Heilkraft für ... (Namen der Person mental einfügen).
... (Name der Person), *finde deinen Weg, indem du nach oben ins Licht schaust und dich von den Engeln leiten lässt.*
Du wirst geliebt.

Segnung von Räumen

Dinge, Gegenstände, alle Materialien sind eine Form von Energie. Materie soll uns in unserem Leben dienen und weiterhelfen. Deshalb sollten wir Materie als eine lebendige Kraft wertschätzen und würdigen, nicht nur benutzen oder gar ausbeuten. Die Dinge scheinen besser zu funktionieren, wenn wir auch sie segnen. Überprüfen Sie diese Aussage selbst. Mein Koautor z.B. weiß jedenfalls nur Gutes darüber zu berichten, dass er nicht nur seinen Pflanzen, sondern auch seinem Computer freundlich zuspricht.

Räume werden Sie besser schützen, und Sie leben oder arbeiten dort lieber und besser, wenn Sie sie segnen. Sie können Ihre Kräfte für lichtvollere Aufgaben nutzen. Mit Segnungen von Räumen (aber auch Gegenständen) beugen Sie oft auch Unfällen vor, Sie werden auf natürliche Weise achtsamer und wachsamer.

Liebe Engel, seid bei uns und in unserem Wirken.
Segnet diesen Raum und unser Tun. Amen.

Für Ihre Arbeitsstätte, das Auto, Ihren Balkon oder Garten und so fort, formulieren Sie diese Segnung entsprechend um.

- Gebete und Segnungen sind Werkzeuge in der energetischen Arbeit. Sie sind eine notwendige Voraussetzung für die Heilung mit der Kraft der Engel.
- Gebete sind eine Hilfe zur Bewusstwerdung und Heilung.
- Segnungen dienen dazu, eine harmonische Grundstimmung im Alltagsbewusstsein zu verankern.
- Beide, Gebete und Segnungen, haben positive emotionale und mentale Wirkungen. Sie helfen, eine »Weichenstellung« für harmonische Lebenssituationen vorzunehmen, in denen sich ganzheitliche Gesundheit und Heilung sowie spirituelle Klarheit ganz natürlich entfalten können.

13.
Besondere psychologische Hintergründe von Krankheit und Heilung

Warum denken und fühlen wir so, wie wir es tun, egal, ob es der Realität entspricht oder nicht? Die heilsame Wirkung von Harmonie und die Folgen von Disharmonie beim Zusammenspiel weiblicher und männlicher Kräfte und den Mustern, die daraus entstehen können. Eine Übung zur Balance zwischen männlichen und weiblichen Kräften.

So oft tauchen alle möglichen Gedanken auf, die uns eigenartig vorkommen. So häufig werden wir von Gefühlen fast zwanghaft erfasst, die wir uns kaum erklären können. Und diese oft widersprüchlichen Gedanken und Gefühle belasten uns als Ganzes, unseren Organismus, unser Gemüt und unsere Seele. Solche Belastungen können dann zu psychosomatischen Beschwerden beitragen, deren tatsächliche Ursachen uns völlig unklar sind.
Wie ist das mit dem Heilsein: Probieren Sie einmal aus, was der folgende Satz in Ihnen bewirkt: »Heil bin ich, wenn ich ein Ganzes bin und keine Hälfte.«

Hinter vielen Irritationen, Disharmonien und Beschwerden verbirgt sich ein nicht geklärtes und nicht gelöstes Ungleichgewicht, das wir seit Kindesbeinen an mit uns herumtragen. Es geht um die Prägung durch die Kräfte der beiden Geschlechter und um die psychologischen und spirituellen Erfahrungen von Trennung, die mit Sexualität zusammenhängen. In unserem Unterbewusstsein werden wir nach meiner Erfahrung und danach, was ich mit Hilfe der Engel erkennen durfte, durch eine unausgeglichene Sexualität geprägt. Sie entsteht durch einen Mangel an Ebenbürtigkeit zwischen dem männlichen und dem weiblichen Aspekt, wenn unser Vater und unsere Mutter keine Einheit vorgelebt haben.

Der Mangel an Einheit bzw. Gleichklang und Ebenbürtigkeit, also der Mangel an einer fließenden und gleichberechtigten Sexualität, wie sie vorgelebt wird, prägt uns und führt zur Verschiebung oder zur Beeinträchtigung unseres eigenen Erlebens. Heil sind Sie, wenn Sie ein Ganzes sind und nicht in einer Hälfte auf unausgewogene Weise geprägt werden.

In diesem Kapitel möchte ich auf Zusammenhänge von belastenden Mustern mit einem Ungleichgewicht der Prägung durch männliche und weibliche Kräfte eingehen. Sicher wissen Sie, dass jeder Mensch beide Kräfte – die maskulinen und die femininen Anteile – in sich trägt. Also kann auch eine Mutter durch ihre Dominanz im männlichen Aspekt und eine »Überbehütung« mit weiblichen Kräften das Kind prägen, und umgekehrt kann der Vater durch nicht harmonisch gelebte männliche Aspekte oder geschwächte weibliche Anteile (was sich zum Beispiel in häufiger Niedergeschlagenheit äußern kann) das Kind prägen.

In unserer Heilarbeit mit den Engeln hat es sich bewährt, dass wir von »irritierten« männlichen und weiblichen Aspekten sprechen, also nicht etwa von positiven oder negativen. Sie finden nun in Form von übersichtlichen kleinen Tabellen Hinweise auf Erscheinungsbilder von unausgewogenen Kräften, möglichen Ursachen und möglichen Folgen sowie Vorschlägen zur Heilung und Ganzwerdung.

Irritierter männlicher *Aspekt in einem Menschen*

Mögliche Ursachen
- Wenn der Vater
  ~ die Mutter und/oder die Kinder verprügelt
  ~ ein cholerisches Temperament hat
  ~ sexuelle Übergriffe am Kind vollzieht
  ~ eine dominant belehrende Rolle ausübt
  ~ stark depressiv ist
- Wenn die Mutter
  ~ den männlichen Aspekt vorlebt (dominiert) und/oder schlägt

Mögliche körperliche Störungen:
Herzstörungen, Bluthochdruck, Schlaganfälle, Beckenschiefstand, LWS, Schilddrüsenprobleme

Mögliche psychische Störungen:
- bei Frauen: partnerschaftsunfähig, kurze Beziehungen,

häufige Partnerwechsel bzw. Kurzbeziehungen als maskierte Angst vor Männern, Anerkennungssuche
- bei Männern: sie haben Schwierigkeiten, ihre Männlichkeit zu leben; sie können sich nur schwer durchsetzen; Irritation mit der eigentlichen Männerrolle

Irritierter weiblicher *Aspekt* *in einem Menschen*

Mögliche Ursachen:
- Wenn die Mutter
  - ~ falsche Moralvorstellungen vermittelt
  - ~ stark überbehütend bzw. (unterschwellig) dominant ist; bei Töchtern zum Beispiel sagt: »Das macht man nicht!« und bei Söhnen: »Männer sind Schweine!« oder »Frauen sind böse!«

Mögliche Körperliche Störungen:
Nacken, Unterleibsprobleme, Verdauungsirritationen (Verstopfung), Kopfschmerzen, Demenz, Hormonsystem

Mögliche psychische Störungen:
- bei Frauen: Abhängigkeiten in Beziehungen; falls Hornhaut um die Ferse: Entscheidungsschwierigkeiten.
- bei Männern: Probleme, sich selbst anzunehmen; falls Hornhaut um die Ferse: partnerschaftsunfähig, maskiert als Angst vor Frauen.

Bei Scheidungen entstehen zusätzlich Trennungsängste und/oder Verlustängste.

In der Mitte der Ferse befindet sich ein Energiepunkt für die Inkarnation einer Seele sowie für ihren Austritt. Mit diesem Energiepunkt hängen auch die Themen »Urvertrauen in das Göttliche« und »Urvertrauen in das Menschliche« zusammen.
Hornhaut um die Ferse ist ein Anzeichen dafür, dass sich der Mensch nicht richtig von der Mutter abgenabelt hat.

Heilungsmöglichkeiten

Bestimmte Übungen, Gebete, Segnungen, energetische Behandlungen helfen, diese Irritationen und Unausgewogenheiten der Prägung durch letztlich sexuelle Kräfte auszubalancieren. Bei Heilung geht es immer auch darum, weibliche und männliche Kräfte in einem Gleichgewicht zu erleben und auszudrücken. Wer nur männliche Kraft lebt, wird eher hart und rücksichtslos wirken. Wer nur weibliche Kraft lebt, wird vermutlich als zu weich und wenig greifbar erscheinen. Ein Optimum wäre, beide Kräfte in einem guten Einklang zu spüren, zu leben und anzuwenden. Wenn beide Aspekte, der weibliche und der männliche, in einem Menschen vereint sind, dann besteht im besten Fall ein sogar vollkommener Einklang des Menschen mit sich selbst und mit dem Universum. Gebet, Eigensegnung und Selbstbehandlung sind Teile von Übungen, die sich bewährt haben, um eine neue Balance zu finden. In meinem ersten Buch habe ich eine solche »Übung mit dem inneren Kind« beschrieben, die sich gut eignet (»Engel und die Neue Zeit«, S. 184 ff.). Ich möchte diese Übung hier nicht wiederholen, sondern stelle Ihnen hier eine andere, ganz neue Übung vor.

ÜBUNG ZUR HARMONIE VON MÄNNLICHEN UND WEIBLICHEN KRÄFTEN

- Setze dich bequem hin und schließe die Augen.
- Atme 3 × tief durch und bete: »Liebe lichtvolle, geistige Welt, lieber Erzengel Gabriel, ich bitte um Heilung meiner Ganzheitlichkeit in der inneren Erkenntnis.«
- Stelle dir eine Lichtsäule des weißen Lichtes von Erzengel Gabriel in dir vor.
- Werde in deinem Atem und Körper immer ruhiger und ruhiger.
- Beobachte, wie sich dir eine weiße Feder zeigt und dich immer leichter und leichter macht.
- In deinem Herzen entsteht das Bedürfnis nach Vergebung.
- So sprich mental das Vergebungsgebet:
  - *~ Ich vergebe dir, was du getan hast, bewusst oder unbewusst.*
  - *~ Ich bitte dich, mir zu vergeben, was ich getan habe, bewusst oder unbewusst.*
  - *~ Ich bitte alle Menschen, dir zu vergeben, was du getan hast, bewusst oder unbewusst.*

- *Ich bitte dich, allen Menschen zu vergeben, was sie getan haben, bewusst oder unbewusst.*
- *Ich bitte alle Menschen, mir zu vergeben, was ich getan habe, bewusst oder unbewusst.*
- *Ich vergebe allen Menschen, was sie getan haben, bewusst oder unbewusst.*
- *Ich bitte Gott, dir zu vergeben, was du getan hast, bewusst oder unbewusst.*
- *Ich bitte Gott, mir zu vergeben, was ich getan habe, bewusst oder unbewusst.*
- *Und ich vergebe mir, was ich getan habe, bewusst oder unbewusst.*

- Denke nicht über Erinnerungen und Empfindungen, Gefühle und Bilder, die auftauchen, weiter nach, sondern lasse sie los.
- Lass dich in einen tiefen, befreienden Atem ein und öffne dich für Dankbarkeit.
- Sieh dich von einem rosafarbenen Licht der grenzenlosen Liebe eingehüllt und komme frohen Herzens wieder ins Wachbewusstsein.

- Eine wesentliche Voraussetzung für dauerhafte Heilung ist die Balance zwischen weiblichen und männlichen Kräften.
- Ein Einklang zwischen diesen beiden an sich polaren Kräften wirkt sich nicht nur auf die körperliche und psychosomatische Gesundheit aus, sondern auch auf die persönlichen Beziehungen, auf Erfolg im Beruf sowie auf die Kreativität und die Spiritualität.

14.
Gesundheitsbeschwerden aus der Sicht der Erfahrungsheilkunde

Praxisbeispiele, die dazu anleiten sollen, hinter Beschwerden und Krankheiten geistige Ursachen und Muster zu erkennen. Dazu Beispiele, wie Selbstheilungskräfte aktiviert werden können, um Heilung bzw. Lösung zu bewirken.

Funktionskreise, Krankheitsbilder und ihre Zusammenhänge

Es gibt sogenannte Funktionskreise, die einen Zusammenhang von Körper und Psyche beschreiben. Manche dieser Funktionskreise haben in bestimmten Lebensphasen eine besondere Bedeutung und betonen gewisse Themen im Laufe des Lebens immer wieder. Hier ein tabellarischer Überblick zu zentralen Themen und häufigen Gesundheitsbeschwerden auf der körperlichen und der psychischen Ebene zu den ersten Lebensjahren sowie mögliche Heilansätze.

Diese Hinweise sind für uns Erwachsene gedacht, die wir entsprechende Beschwerden bei uns beobachten. Hier finden wir Hinweise auf mögliche Ursachen und was wir auch heute noch, Jahre und Jahrzehnte später, aktiv tun können, um nicht nur Symptome zu lindern, sondern vor allem auch, um sogar rückwirkend Ursachenprägungen aufzulösen.

Wir beschäftigen uns mit diesem Thema, das auf Anhieb anscheinend nichts mit Engeln zu tun hat, weil wir erst durch die Erkenntnis von Ursachen von Beschwerden offener werden für die Botschaften der Engel. Diese Botschaften sagen ja in den wenigsten Fällen etwas Konkretes über Physiologie oder Medizin aus, sondern sie befassen sich fast immer mit emotionalen und mentalen Kräften und Zusammenhängen. Wir müssen also schon ein Stück eigene Erkenntnisarbeit leisten, um diese Botschaften dann im Wissen über unsere psychosomatischen Prägungen und Belastungen umsetzen zu können.

1.-3. Lebensjahr: Bedürftigkeit

Typisches Bild: Das Kind versteckt sich hinter der Mutter
Funktionskreis: Niere/Blase
Häufige Beschwerden: Knochen, Gelenke, Zähne, Ohren, Mandeln, Rheuma (bei Kindern Bettnässen)
Möglicher psychischer Hintergrund: Angst, mangelndes Urvertrauen
Mögliche Ursachen: Erwachsene haben sich nicht um uns als Kind gekümmert, wir haben vielleicht sogar nächtelang durchgeschrien.

Heilungsmöglichkeiten: Entscheiden Sie sich für die Liebe, jetzt und neu. Atmen Sie tief und ruhig und regelmäßig durch.

3.–6. Lebensjahr: Trotzalter

Typisches Bild: Aufstampfen, nein sagen
Funktionskreis: Leber/Galle
Häufige Beschwerden: bei Cholerikern oft Aggression und Leberbeschwerden; bei angepassten Menschen eher unterdrückte Wut und Gallensteine
Möglicher psychischer Hintergrund: Wut
Mögliche Ursachen: Wir sind in diesem Alter unterdrückt worden.
Heilungsmöglichkeiten: sportliche Aktivitäten, Bezug zur Natur, umarmen Sie Menschen, auf die Sie wütend sind (und sei es nur im Geiste!); verzeihen Sie ihnen aus ganzem Herzen. Atmen Sie durch.

6.–9. Lebensjahr: Zwischen Liebesbedürfnis und Abnabelung

Typisches Bild: Schwanken zwischen Unsicherheit und Einsatzbereitschaft
Funktionskreis: Lunge/Dickdarm

Häufige Beschwerden: Haut, Nebenhöhlen, Lunge, Dickdarm
Möglicher psychischer Hintergrund: Melancholie
Mögliche Ursachen: zu geringe Anerkennung in diesem Kindesalter
Heilungsmöglichkeiten: Melancholie hinterfragen. Ein Beispiel: »Liebt mich mein Partner wirklich nicht, und bin ich deshalb melancholisch, oder habe ich ein Muster der Melancholie aus meiner Kindheit, und das überdeckt nun meine Beziehung?«

9.-12. Lebensjahr: Anpassung

Typisches Bild: Das Kind will gefallen
Funktionskreis: Magen/Milz/Pankreas (Bauchspeicheldrüse)
Häufige Beschwerden: Blutdruckprobleme, erhöhter Cholesterinspiegel
Möglicher psychischer Hintergrund: Grübeln; wir sind zu rasch von der Kinderphantasie in die rationale Realität gedrängt worden.
Mögliche Ursachen: zu hohe Anforderungen an das Kind
Heilungsmöglichkeiten: Übung mit dem inneren Kind (S.184ff. im ersten Buch »Engel und die Neue Zeit«)

Der fünfte Funktionskreis Herz/Dünndarm/Dreifacherwärmer hat weniger mit speziellen Lebensphasen und Prägungen zu tun, die in bestimmten Jahren erfolgen. Dieser

Funktionskreis kann bei eigener Schwäche seine Kraft aus den anderen Funktionskreisen holen.

Nach der Zeit, in der die Funktionskreise im Gesamtorganismus angelegt wurden, wirken sie in einem dynamischen Wechselspiel, das sich je nach Situation, Umweltbedingungen, Stimmungen und so fort verändert oder eben auch in seiner Gesamtharmonie gestört sein könnte.

Heilungsmöglichkeiten für alle Funktionskreise

- Verständnis, Mitgefühl, Anerkennung, Urvertrauen, geistige Anbindung, Selbstliebe
- Segnung bzw. Gebete für sich und die Familie

Beschwerdebilder und mögliche Zusammenhänge

Es gibt einen Zusammenhang, fast eine Art von Kreislauf, zwischen den verschiedenen Ebenen des Menschen, zwischen Körper, Seele und Geist. Wenn es auf einer Ebene Probleme gibt, wenn sich Energiestaus oder Beschwerden in einem Funktionskreis ergeben, so wirkt das in irgendeiner Form auch auf die anderen Ebenen und Funktionskreise. Im Folgenden gehe ich auf Beschwerden ein, deren schulmedi-

zinische Bezeichnungen vielleicht zunächst erschrecken mögen. Ich erwähne diese Begriffe trotzdem, weil Menschen, die geistige Heilung anstreben, doch bestimmten Symptomen und Bildern begegnen können, über die sie wenigstens ansatzweise informiert sein sollten. Dass Diagnose und Therapie gerade auch auf diesem Feld nur in die Hände seriös ausgebildeter und amtlich entsprechend zugelassener Therapeuten gehören, ist für mich selbstverständlich! Jedes einseitige Denken und »Schubladisieren« ist hier wie sonst auch selbstverständlich nicht hilfreich. Die angeführten Engelheilgebete ersetzen nicht die fachkundige Diagnose und Therapie. Sie erweisen sich aber oft als sehr hilfreich.
In erster Linie geht es in diesem Kapitel aber noch nicht um konkrete Heilmaßnahmen, sondern um ein besseres Verständnis von möglichen Ursachen und deren Folgen.

Psychische Belastungen

Oft begegnen mir Menschen mit Psychosen. Die Ursachen liegen meist in Schocks in diesem Leben; manchmal auch im Zusammenhang mit etwas, was man je nach Geschmack allgemein »Veranlagung« oder karmische Prägung bzw. Prägung durch Ahnenthemen nennen kann.
Wenn Psychosen familiär bedingt sind, sind Ahnenthemen oder karmische Zusammenhänge häufig vorherrschend. Sind Psychosen nicht familiär bedingt, so findet man die Ursachen oft in einem gravierenden Schockerlebnis. Darauf zielt das folgende Heilungsgebet:

In meinem Herzen lebt die Kraft der Liebe.
Sie möge mich leiten und in mir wirken.

Als Heiler möge man sich daran erinnern, dass ein verstörtes oder »gestörtes« Verhalten von Klienten nichts mit einem selbst zu tun hat. Merkmale für ein solches Verhalten können sein:

- der Klient kann einem nicht lange in die Augen schauen
- seine Augen fühlen sich wie eine leere Wand an
- der Klient widerspricht andauernd sich selbst (paradoxe Äußerungen)
- er stellt laufend Forderungen und reagiert auf deren Nichterfüllung unberechenbar oder sogar mit Aggressionen

Vorschläge zum Umgang mit solchen Situationen:
- nicht diskutieren
- Engelbotschaft mitgeben und erklären, dass Sie nichts weiter für den Menschen tun können
- eventuell auf qualifizierte Therapeuten hinweisen

Depressionen

Echte anhaltende Depressionen (nicht vorübergehende Niedergeschlagenheit, Sorge oder Kümmernisse) markieren einen großen und tiefgreifenden persönlichen Entwicklungsweg. Professionelle Hilfe durch wirklich ganzheitlich arbeitende Therapeuten wird helfen zu klären, ob es sich um »exogene« oder »endogene« Depressionen handelt. Das eine sind von außen bewirkte, das zweite von innen verursachte Beschwerden.

Es wird auch zu klären sein, ob prä- oder postnatale Ereignisse eine Rolle als Ursachen spielen (vor bzw. nach der Geburt), ob Schocks die Beschwerden ausgelöst haben, oder ob es sich um eine »Familienveranlagung«, also Ahnen- und Karmathemen handelt. Bei »exogenen« Depressionen wird man nach körperlichen Auslösefaktoren suchen, nach Umwelteinflüssen (chemische oder andere Stoffe) sowie Arbeitsüberlastung und negativen Stress.

Ich weiß, dass in meinem Herzen Licht brennt.
Möge dieses Licht auch im Außen leuchten.

Schlafstörungen

Häufigste Faktoren:
- Pränatale Ursachen, Schocks, akutes psychisches Geschehen,
- Überforderung, Störfelder
- hormonell bedingt: tritt vermehrt in den Wechseljahren auf
- durch Leber oder Galle bedingt: Stoffwechsel, Übersäuerung

Engelübung bei Schlafstörungen

- Setze oder lege dich bequem hin.
- Werde durch einen sanften bewussten Atem ruhiger.
- Spüre in deiner Brust wärmendes Lächeln und bete still:
  »Liebe lichtvolle, geistige Welt, liebe Engel, begleitet und beschützt mich in meinem Sein.«
- Spüre, wie du von einem befreienden Licht eingehüllt wirst, und falle immer mehr in die Stille hinein.
- Sieh dich im lichtvollen Kreuz und vom Lichtkreis beschützt.
- Lasse dich auf Gottvertrauen ein.

Hormonelle Irritationen

- In den Wechseljahren sollte man auf tägliche »Durchlichtung«, also viel Sonnenlicht, und auf Entspannung und Stressabbau achten, zum Beispiel mit Hilfe von Meditation.
- Wenn Frauen eine Gebärmuttersenkung erleben, kann Selbstablehnung dahinterstecken.
- Das prämenstruelle Syndrom weist auf unbewusste innere Spannungen hin, auf Unsicherheiten ohne spezifischen Grund.

Unterleibsthematiken

- haben im weiblichen System immer mit Fragen nach dem Lebenssinn und der Selbstannahme zu tun,
- hängen im männlichen System (zum Beispiel Prostatabeschwerden) mit Identitätsfragen und anerzogenen Spannungen zusammen (zum Beispiel zu frühes Saubersein).

Sterilisation

- *Frau:* Psychologisch betrachtet sollte ein solcher Eingriff, wenn er denn überhaupt gewünscht wird, möglichst nicht vor dem 40. Lebensjahr durchgeführt werden, da sich sonst leicht Depressionen einstellen können. Für das Unterbewusstsein der Frau ist es oft sehr wesentlich »zu wissen«, noch ein Kind bekommen zu können, weil das mit ihrer aktiven Fähigkeit zur Zukunftsgestaltung zusammenhängt.
- *Mann:* Wenn sich der Mann sterilisieren lässt, werden oft auch seine Antriebskräfte geschwächt. Es können depressive Verstimmungen auftreten, da der unbewusste Blick in die Zukunft gestört wird.

Kaiserschnitt

stellt keinen tatsächlichen Schock dar. Er sollte jedoch nicht unnötig gemacht werden, da Mutter und Kind die

Möglichkeit genommen wird, den neuen Lebensabschnitt bzw. den neuen Lebensweg gemeinsam zu beginnen und stärker in die Welt zu inkarnieren.

Zu den Auswirkungen eines Kaiserschnitts gehört, dass das Kind unbewusst einen Mangel an karmischen Kräften spürt, während es der Mutter schwerer fallen kann, sich später vom Kind abzugrenzen und es als eigenständige Persönlichkeit wahrzunehmen.

Heilungsmöglichkeiten: Segnung

Schwangerschaftsprobleme

Ursachen für Fehlbildungen des Embryos oder Behinderungen:

- Seelenplan und Entwicklungsweg aus der spirituellen Ebene
- verursacht durch einen karmischen Schock
- Erbfaktoren
- Medikamentenmissbrauch

Ursachen für Abgänge

- Erbfaktoren
- körperliche Schwäche der Mutter
- Die Schwangerschaft ist für Mutter oder Kind kein sinnvoller Weg. (Manchmal muss sich eine Frau erst auf ihre Aufgaben und ihre Entwicklung zum Lebenssinn hin besinnen, bevor sie Kraft und »Raum« für ein Kind ge-

ben kann. Es gibt aber auch Fälle, dass sich die zu inkarnierende Seele wieder »umentscheidet«, wenn dies in einem höheren Sinn liegt, d.h., wenn der Rückzug einen anderen späteren Zeitpunkt für einen besseren Entwicklungsweg frei macht.)
- Belastung durch Wasseradern und andere geomantische Faktoren
- Kummer in der Partnerschaft

Stoffwechselprobleme

Auch hier möchte ich nur einige wenige Stichwörter zu möglichen psychosomatischen Hintergründen geben.

Diabetes

Hängt oft mit einem gestörten Stoffwechsel, Schocks, Lebensmittelallergien (Milch, Weizen, Zucker) und anderen Nahrungsmittelunverträglichkeiten zusammen.

Darmbeschwerden

Als »Allergene«, also als Allergien auslösende Stoffe, wirken inzwischen, auch aufgrund der allgemein enorm gestiegenen Belastung durch Umweltgifte in Luft, Wasser und Nahrungsmitteln, recht häufig (aber nicht immer alle bei einem Menschen!): Zucker, Nüsse, Weizen, Fleisch, Milch, Amalgam und Schwermetallbelastungen begünstigen Stoffwechselkrankheiten im Darmmilieu, an Haut, Lunge, Zähnen und Schleimhäuten.

Herz-Kreislauf-Beschwerden

Herz-Kreislauf-Probleme, die in diesem Leben erst entwickelt wurden, haben häufig mit Wirbelsäulenbeschwerden oder mit Darmbelastungen zu tun.
Bei einer angeborenen Herzschwäche spielen oft karmische Zusammenhänge eine Rolle, die nicht ohne weiteres aufzuklären sind.

Lunge

Lungen- und Hautbeschwerden hängen meist miteinander zusammen. Zum Beispiel kann eine mit Medikamenten unterdrückte Neurodermitis zu Asthma führen. Karmische Veranlagung, Erbbelastung oder ein Medikamentenmissbrauch wirken gleichfalls auf die Lunge.
Ich erlebe oft, dass selbst diese und ähnliche Krankheiten, sogar Epilepsie, ein wichtiger Hinweis auf große eigene Selbstheilungskräfte sind, die aktiviert werden können und nun auch tatsächlich aktiviert werden sollten.

Heilungsgebet:

Liebe lichtvolle geistige Welt, liebe Engel:
Ich bitte um Kraft zur Vergebung und um das Loslassen von bewussten sowie von unbewussten Erinnerungen.
Das heilige Licht ist in mir.

Krebs

Allgemein: Angst, Schock, unterdrückt werden oder sich subjektiv unterdrückt fühlen, totale Selbstablehnung; aber auch äußere Störfaktoren wie geomantische Belastungen, Elektrosmog, ständiges Essen aus der Mikrowelle zählen zu typischen Mitauslösern von Krebs.
Ein zentraler Ansatz zur Aktivierung der eigenen Heilungskräfte besteht darin, Harmonie mit sich und der Welt zu schaffen!

Mögliche Zusammenhänge, die in der Praxis häufig auftauchen:
- Gehirntumor: Schock
- Brust-, Unterleibs-, Prostatakrebs: Selbstablehnung
- Pankreaskrebs (Bauchspeicheldrüsenkrebs): Unterdrückung der Gefühle, Kummer
- Darmkrebs: falsche bzw. für die Person überhaupt nicht stimmige Weltanschauung
- Leberkrebs: unterdrückte Wut

- Nieren-, Blasen-, Knochen-, Lymphkrebs: Angst
- Hautkrebs: Abgrenzungsschwierigkeiten, Loslassthemen, Schuldgefühle
- Leukämie: familiäre karmische Altlasten
- Schilddrüsenkrebs: Unterdrückung der inneren Freiheit und Verlust des Urvertrauens

Um ganz sicher nicht missverstanden zu werden, weise ich auch an dieser Stelle hin, dass die Arbeit an psychosomatischen Themen und deren harmonische Heilung keinesfalls eine fachgerechte und fachkundige Diagnose und Behandlung ersetzt!

Stressfaktoren und Nervenbeschwerden

- Stress-Symptome sind ein hoher Cholesterinspiegel, Zähneknirschen (auch in der Nacht; das merkt der Zahnarzt oder der Partner hört es), Nägelkauen.
- Auch Elektrosmog ist ein großer Stressfaktor und bringt Chaos im Gesundheitssystem mit sich, meistens ohne dass die Möglichkeit bestünde, eine klare organische Diagnose zu stellen.
- MS (Multiple Sklerose; eine Form von »Nervenisolierung«): unbewusste Lebensablehnung durch Ängste, Missbrauch, Belastung durch Giftstoffe
- Trigeminusneuralgie: psychische Thematik des Loslassens oder Belastungen im Kopf- und Zahnbereich

- Parkinson: alte Schockerlebnisse, Ohnmacht (oft mit einem familiären Hintergrund), (Umwelt-)Gifte
- Vergesslichkeit bis hin zur Demenz bei jüngeren Menschen: zu hohe Stressbelastung
- Demenz bei älteren Menschen: manchmal Ankündigung der Sterbephase
- Alzheimer: Blick von Außen nach Innen nehmen; ein Schrei des Unbewussten: »Mama, nimm mich an, hilf mir.«
- Burn-out: Zu viel negative Stressbelastung; man muss den eigenen Weg finden! Tritt auf als »Managerkrankheit«, bei überforderten Müttern und Hausfrauen sowie ganz allgemein bei totaler Überforderung. Themen sind Anerkennung und Urvertrauen, die erst wieder hergestellt werden müssen.

Knochenbeschwerden

- Morbus Bechterew (Rückenverkrümmung): psychosomatische Verspannungen, Autoaggression, Selbstunterdrückung, starre Ansichten
- Starke Skoliose (Wirbelsäulenverkrümmung): starke Persönlichkeitskräfte, die gegen die Gesellschaft anlaufen
- Schwache Skoliose: Man hat sich zu sehr anpassen müssen
- Morbus Scheuermann: Entzündungen im jugendlichen Alter, Schwierigkeiten, die eigene Persönlichkeit zu finden.

- Morbus Crohn: Innere Krankheitsfaktoren sind zum Beispiel Schock, Missbrauch oder Selbstunsicherheit, auch Mangel an Selbstliebe, Schwierigkeit mit dem Erwachsenwerden; daneben kommen (Umwelt-)Gifte als Ursachen in Betracht, wie Belastungen durch Amalgam, Antibiotika sowie Viren
- Halux (Knochenverdickungen an den Füßen) und Plattfüße: Thema ist, die eigene Spiritualität finden: »Wie stehe ich auf dieser Welt?«

Ohrenprobleme

- Tinnitus: Lebensangst, Angst vor bestimmten Themen; eventuell aber auch wirbelsäulenbedingt; oft Schocks in der Kindheit
- Hörsturz: Existenzängste

Augenprobleme

Augenbeschwerden haben generell mit Stress zu tun.
- Augenkrankheiten (u.a. auch Gerstenkorn): etwas nicht sehen wollen oder können
- Grauer Star (Linsentrübung): Stoffwechselbeschwerden (oder Starrheit)
- Glaukom (Grüner Star, Überdruck im Auge): Lebens-

ablehnung, verkehrte Lebensvorstellung, unnötige Kämpfe
- Alterssehschwäche: Stress, mangelnde Durchlichtung
- Kurzsichtigkeit: Isolation in der Kindheit; auch Erbanlagen oder Karma. (In der heutigen Zeit entwickeln sich die Augen während der Wachstumsphasen oft nicht in der richtigen Weise. Vermutlich ist der anhaltende Zuckerkonsum über mehrere Generationen hinweg eine Ursache dafür.)
- Weitsichtigkeit: Ausreißen wollen in der Kindheit, weil man sich zu Hause nicht wohl fühlt; aber auch Erbanlagen oder Karma
- Schielen: Karma oder auch eine erschwerte Persönlichkeitsfindung
- Doppelbilder: Sinnsuche mit Hilfe von Kreativität; der Mensch hat seinen Lebensweg aus den Augen verloren
- Hornhautverkrümmung: Schwierigkeiten, den eigenen Weg zu gehen; karmische Einflüsse

Magersucht

Diese Krankheit geht bei ganz jungen Menschen häufig auf Schuldgefühle bzw. auf Missbrauchserfahrungen zurück (das muss nicht unmittelbarer körperlicher Missbrauch sein!).
Bei jungen Leuten in der Pubertät spielt das Thema »mangelhafte Selbstfindung« eine wichtige Rolle.

Bei Erwachsenen verbirgt sich im Hintergrund gern der Wunsch, nicht wirklich erwachsen werden zu wollen.
Im Unterschied zu Magersucht besteht bei Bulimie (Ess-Brech-Sucht) etwas mehr Selbstwahrnehmung, und damit auch eine gute Chance, sich selbst »auf die Schliche zu kommen« und das Verhalten von innen heraus zu ändern.

Kinderkrankheiten

- Hyperaktivität: Mögliche psychische Ursache: mangelnde Abgrenzung in der Familie oder mangelnde Sicherheit und Ruhe der Eltern.
- Impfschäden: können auch zu Hyperaktivität führen, daneben aber auch zu Ängstlichkeit, Darmträgheit und Allergien; in manchen Fällen leider sogar auch zu Behinderungen
- Candida (Hefepilze): können zu Muskel- und Gelenkbeschwerden führen, zur Belastung von Schleimhäuten, Gedächtnisstörungen, Hyperaktivität
- Fadenwürmer: Blässe, Augenringe, Hyperaktivität, Lebensmittelunverträglichkeit, Darmschwäche, oft Nase- und Afterjucken
- Gelbsucht bei Babys: Das Kind hat es nicht leicht, zu inkarnieren

Heilung pränataler Prägungen

Manche vorgeburtlichen Prägungen führen zu Bettnässen, Schlafstörungen, Hyperaktivität, Ängstlichkeit und Depressionen. Eine wirksame und einfache Hilfe, um solche Prägungen zu heilen, ist die energetische Behandlung am Fuß. Das kann man für sich selbst, für das Kind oder für den Partner bzw. Klienten durchführen. Wir können zwischen drei Bereichen am Fuß unterscheiden:

1. großer Zeh an beiden Füßen: hier geht es um eingelagerte Schocks aus früheren Leben
2. Seite des Fußes: Schwangerschaftsbelastungen (z.B. Risikoschwangerschaft, wenn Mutter gefallen ist oder gebissen wurde; chirurgische Eingriffe; Suchtverhalten der Mutter)
3. Mitte der Ferse: Geburtspunkt

Behandlung: streicheln, mit Liebe füllen; Energie schicken, sooft man es als richtig empfindet.

Künstliche Befruchtung

a) Reagenzglasbaby: mangelnder Ätherleib und schwächere Körperenergie
b) Befruchtung im Mutterleib: dabei entsteht im Kind eine stärkere Leibeskraft als bei »Reagenzglas«-Kindern.

Bei Reagenzglasbabys kann es dazu kommen, so haben es mir die Engel gezeigt, dass nicht alle Geistes- und Seelenkräfte mit in die Inkarnation genommen werden. Damit sind die Fähigkeiten der Sinneswahrnehmung und Sinnesempfindung unter Umständen eingeschränkt. Der freie Wille des Kindes ist zumindest am Anfang des Lebens »irritiert« und muss dann erst achtsam und mit viel Einsatz erfasst und aufgebaut werden.

Geburtsthemen

- Geburtsschock (schwere Geburt, Risikoschwangerschaft): versuchte Abtreibung, Zangengeburt
- Trennung von der Mutter: Unruhe, Hyperaktivität, Alpträume, Lernschwierigkeiten, Bettnässen, Darmträgheit, Ohrenentzündungen (bei Erwachsenen macht sich das unter Umständen noch viel später bemerkbar in Tinnitus, Neigung zu Tumorbildung, Ängsten und dem Gefühl, immer auf der Flucht sein zu müssen)
- Geburt mit den Beinen voraus: der Mensch will wieder weg; Entscheidungsschwierigkeiten, Ängstlichkeit
- Geburt mit der Nabelschnur um den Hals: Aufgabe an die Eltern, ihr Weltbild verändern; das Kind bringt etwas Unbekanntes, Besonderes mit
- Geburt mit einer viel zu kurzen Nabelschnur: karmische Abhängigkeit, karmische Aufgabe miteinander
- Sturzgeburt: karmischer Hintergrund; auf der Flucht

sein, anhaltende Anspannung; starke Aufgabe zur inneren Besinnung
- Steißgeburt: kleine Tolpatsche; brauchen oft Entscheidungshilfen
- Frühgeburt: Kampfgeist; karmischer Konflikt mit dem Leben

Pilze und Parasiten

- Scheidenpilz (Candida): mangelnde Sicherheit in der Sexualität
- Tuberkulose, Syphilis und Tripper sind als »Information« bis zu acht Generationen zurück als *Störung* wiedererkennbar. Sie zeigen sich auch in Ängstlichkeit, Knochen-, Unterleibs- und Hautbeschwerden, Lernstörungen, Behinderungen, Empfängnisschwierigkeiten

Suchtmuster

- Alkoholsucht: bei Erwachsenen Kindheitstrauma; bei Jugendlichen schwaches Rückgrat
- Drogensucht: allgemeine psychische Schwäche, besonders Schwierigkeit mit Verantwortung und Erwachsenwerden

Transplantationen

Bei Bluttransfusionen sollte man daran denken, dass die Information des Spenders bestehen bleibt.

Auch bei Organtransplantationen bleiben die Informationen des Spenders bestehen; sie lassen sich aber mit Auflösungsgebeten günstig beeinflussen. Ein Beispiel für ein Auflösungsgebet ist:

Liebe lichtvolle geistige Welt, liebe Engel: Befreit alles zur reinen Liebe. Ich öffne mich für das Licht und überlasse alle Kräfte der himmlischen Ordnung.

Narben

- Narbengewebe: wirkt reflektorisch oft als Störung der Gesundheit. Möglichkeiten zur Behandlung sind zum Beispiel mehrmaliges (ein- bis viermal) Unterspritzen durch einen Arzt oder Heilpraktiker; regelmäßige Behandlungen mit Narbensalben; Rotlichtbestrahlung und energetisches Handauflegen sowie meditative Durchlichtung.
- Dammschnitt: führt oft zu Störungen im Kopfbereich, Schwindel, Konzentrationsschwierigkeiten, Schlafstörungen
- Kaiserschnitt, auch andere Narben im Unterbauch (wie nach Leistenbruch- oder Blinddarmoperation): führen

zu Nackenverspannungen mit Rückwirkungen auf das Hormonsystem; unter Umständen Depressionen und Tinnitus
- Schönheits-OP: Es werden die von der Operation betroffenen und in Mitleidenschaft gezogenen Meridiane gestört; es entsteht ein Ungleichgewicht (gilt auch bei »Straffungen«)
- Amputation: eventuelle Störungen im gesamten Körperbereich
- Rückennarben: Störungen im Verdauungsapparat
- Knienarben: Blase, Niere, oberer Verdauungsapparat, Ellbogen

Zur Entstörung von Narben empfehle ich die regelmäßige Lemniskatenmeditation, Rotlichtbestrahlung sowie Narbensalben; aber auch energetisches Handauflegen hilft häufig gut. Gesichtsnarben, Schürfwunden und innere Narben stellen meistens keine Störzone dar.

Tätowierungen

Negative Symbole führen zu negativen Schwingungen bis evtl. auch zu Panikattacken. Generell gilt, dass die Haut frei sein und bleiben sollte für das natürliche Sonnenlicht. Piercings stellen mit ihrem Metall einen Störfaktor dar, der zu energetischen Irritationen bis hin zu Hyperaktivität, Stress oder Schlafstörungen führt (es können galvanische Ströme fließen).

Zähne

Auch schmerzfrei vereiterte Zähne bzw. Zahnherde sowie Kieferherde können zu organischen Krankheiten führen (Rheuma, Polymyalgie, Immunschwächekrankheiten). Organische Schwachstellen können umgekehrt jedoch auch Zahn- und Kieferstörungen verursachen.
Bei allen Zahnmaterialien sollte auf deren Verträglichkeit für den eigenen Organismus geachtet werden (das kann von Mensch zu Mensch verschieden sein).

Schwächende Gefühle

- Fehlende Abgrenzung: ist ein Mangel an innerer Sicherheit, hervorgerufen durch pränatale Schocksituationen oder Schocks aufgrund von Ablehnung in der Kindheit oder ernste Irritationen im Kindesalter. Eine Lösung dafür ist das Abgrenzungsgebet (siehe Seite 148) im Mitgefühl für sich und andere sowie die »Innere-Kind-Übung« (Seite 184 in »Engel und die Neue Zeit«).
- Sich ausgelaugt fühlen: ist das Gefühl des Energieverlustes, das durch eine andere Person hervorgerufen wird. Eine Lösung ist das Abgrenzungsgebet (siehe oben) und ein allgemeines Schutzgebet (siehe Seite 143).

- Neben rein physischen Ursachen wirken meist auch psychische Faktoren, die unsere Gesundheit und unser Befinden bestimmen.
- Es ist sinnvoll – neben den üblichen Diagnosen und Therapien –, auch diese psychosomatischen Hintergründe zu beleuchten und eventuelle Zusammenhänge zu erkennen sowie dann eine entsprechende ganzheitliche Harmonisierung oder psychisch-spirituelle Lösung anzustreben.
- Dabei helfen die Heilkräfte der Engel, die jedoch sehr individuell angepasst und eingesetzt werden sollten und nur als Ergänzung zu den anderen Heilverfahren dienen.

15.
»Widersacherkräfte«

Unbewusste Muster oder geistige Einflüsse, die Heilung behindern können. Wie solche Kräfte wirken können und wie man sie von lichtvollen Engelebenen und -energien unterscheidet. Hilfe für Verstorbene und eine Methode, sich vor Widersacherkräften zu schützen.

Bekanntlich gibt es ein Resonanzprinzip oder »Gesetz der Resonanz«. Es besagt, dass wir Dinge durch Gedanken, Gefühle und Handlungen anziehen. Das bedeutet dann auch, dass wir Menschen aufgrund unserer versteckten oder offenen Ängste auch belastende Kräfte und weniger lichtvolle Wesenheiten anziehen können. Diese Kräfte – obwohl von uns selbst angezogen bzw. ausgelöst – wirken so, als ob es fremde, von außen kommende Dinge, Situationen oder Geistwesen wären, die uns bedrängen. Solche Kräfte nenne ich »Widersacherkräfte«.

Fälle, in denen Menschen von anderen »verwünscht« werden, also solche dunklen Kräfte gar nicht selbst angezogen haben, sind sehr selten, aber es gibt sie. In diesen Fällen hilft das Schutzgebet bei dunklen Kräften (siehe Seite 146).

Mögliche Erfahrungen mit zweifelhaften Kräften

Die weniger lichtvollen Wesenheiten sind sehr an den Menschen interessiert, die großes lichtvolles Potenzial in sich tragen – und damit an den Menschen, die sich bewusst um ihre spirituelle Entwicklung bemühen. Deshalb müssen wir lernen, auch mit auflösenden, widerstrebenden und sogar mit zerstörerischen Kräften umzugehen. Dass »Zerstörung« nicht immer negativ sein muss, zeigt das Beispiel des Absterbens von Blättern und Pflanzen im Herbst.

Wenn weniger lichtvolle Wesenheiten Menschen »für sich gewinnen« konnten, haben sie die spirituelle Lichtentwicklung auf der Erde geschädigt und ätherisches Licht für sich selbst als eine Art von Geist-Nahrung gewonnen.

Einfache Einstimmungen, um gar nicht erst offen für solche Kräfte zu sein, sind vor allem:

- Stärken Sie Ihren Glauben an das Gute des Himmels, des Menschen und der Erde.
- Wenn Sie an die Macht der Angst »glauben«, so wird der Boden bereitet, Auflösung, Unklarheit oder Zerstörung in allem zu vermehren.
- Wenn Sie nicht an die Angst glauben, so wird diese verringert.

Viele Hellsichtige, die viel Kraft und Potenzial in sich tragen, müssen (vielfach) auf ihrem Entwicklungsweg zunächst weniger lichtvollen Wesenheiten begegnen, um zu lernen, an das Gute zu glauben und dessen Kräfte demütig einzusetzen. Meine eigenen Erfahrungen damit habe ich in meinem ersten Buch bereits kurz beschrieben. Erst durch den Weg der Demut und durch die Entwicklung eines unerschütterlichen Glaubens an das Gute sind Sie in der Lage, mit der Macht des Guten positiv umzugehen.

Es gibt eine Reihe von Gründen, warum Menschen auf dem geistigen Weg sich mehr oder weniger intensiv mit weniger lichtvollen Wesenheiten auseinandersetzen müssen. Ich nenne hier einige wichtige.

- Stärke Ihrer Fähigkeiten
- Größe Ihrer Aufgaben
- Karmische Erlebnisse
- Bestehende Ängste

Andere Hellsichtige und Heiler, die für ihre große Aufgabe bereit sind und einen leichteren Weg hatten, haben in ihrer karmischen Vergangenheit einfach weniger Schockerlebnisse gehabt oder entsprechend andere Lernwege und Aufgaben.

Psychische Einflüsse

Psychische Einflüsse von außen führen zur Beeinflussung des eigenen Willens. Wenn so etwas vorkommt (und es sich nicht um Autosuggestion oder um eine Verlagerung von eigenen psychischen Einstellungen auf eine nur vermeintliche »Besetzung« handelt), dann ist damit fast immer die Aufgabe verbunden, die folgenden Glaubenssätze in sich entweder zum ersten Mal und ganz neu zu verankern oder sich an sie aus der Kinderzeit zu erinnern und sie wieder in sich lebendig werden zu lassen:

- »Vertraue auf das Gute im Menschen.«
- »Öffne dein Herz für den Mitmenschen.«
- »Orientiere dich an lichtvollen Vorbildern.«

Eine »Steigerung« könnten dann diese beiden Sätze sein:

- »Umarme die Welt.«
- »Liebe dich selbst!«

Es geht also darum, das Gute in sich, in anderen, im Leben und in der Welt zu entdecken oder einzupflanzen, zu stärken oder weiterzuentwickeln. Man kann einen dieser Sätze oben als Tages- oder Wochenmotto verwenden und mehrmals täglich mental wiederholen und dabei das Herz für die Energie öffnen, die in diesem Satz enthalten ist. Das wird in Ihnen – vielleicht nach anfänglichen Zweifeln und einer zunächst nur schwachen Resonanz darauf – eine solide, harmonische Lebensgrundlage im Alltagsbewusstsein und dann auch im Unterbewusstsein aufbauen.

Drei unterschiedliche »Widersacherkräfte«

Nach einer geistigen Sichtweise gibt es drei hauptsächliche Widersacherkräfte, die man auch negative Kräfte nennen könnte.

- *Asuras* sind »dunkle Engel«. Der Begriff stammt aus der indisch-hinduistischen Götterwelt.
- *Ahriman* ist der Gegenspieler der Schöpfergestalt Ahura Mazda aus der altpersischen Religion. Beide sind Zwillingsbrüder des »Gott-Vaters« Zurvan, was »Zeit« bedeutet.
- *Luzifer* ist der »Morgenstern« des Alten Testament, der »gefallene Erzengel« in Judentum, Christentum und Islam (wo er Iblis heißt).

Diese drei Widersacherkräfte wirken auf das Individuum auf unterschiedliche Weise, und nach meiner Erfahrung vor allem so:

Asuras: Fühlt sich wie ein Schock an und führt zu Stagnation und Ohnmacht. Mögliche Folgen: Besetzungen und psychische Krankheiten.

Ahriman: Wird »eingeladen« durch die eigenen Gedanken, vor allem durch einen übermäßigen Materialismus und einen Mangel an der geistigen Qualität der inneren Wünsche. Mögliche Folgen: emotionale Leere, Mangel, schwache Wertschätzung.

Luzifer: Kann sich melden, wenn wir Empfindungen hegen, die ständig voller Bewertungen sind. Mögliche Folgen: Bedürftigkeit, Egozentrik, Charakterschwäche.

Überlegungen zu Gut und Böse

Ich weiß, dass die meisten Menschen von vornherein so aufgewachsen und erzogen worden sind, dass sie in Weiß und Schwarz, Gut und Böse, Richtig und Falsch denken. Und auch in »Gott« und »Teufel«. Der Alltag scheint ja diese Abgrenzung zu bestätigen: Es gibt Kriege, Angreifer und unschuldige Opfer, Verbrecher, Betrüger und deren Opfer und so fort. Manche Philosophien haben aus diesen Alltagserfahrungen einen grundsätzlichen Kampf im Kosmos konstruiert. Sie meinen, dass Gott und die lichten Kräfte ständig vom Teufel und den dunklen Kräften angegriffen werden, die immerzu nach der Vorherrschaft und einem Endsieg streben. Diese Einstellung bestimmt die meisten Aktionen der handelnden Personen in Politik, Gesellschaft und Religion. Da wird dann ein Krieg zu einem »gerechten Krieg gegen das Böse« deklariert, so der zweite Krieg gegen den Irak, oder »der westliche Teufel« muss angeblich im Auftrag Gottes im Rahmen eines »heiligen Krieges« mit Terrorismus und Mord an Unbeteiligten geführt werden.

Was hat das mit unserem Thema »Heilung und Engel« zu tun? Sehr viel, weil leider auch wir selbst oft (natürlich meist unterbewusst) meinen, dass wir Opfer von Angriffen böser Mächte wären, die wir bekriegen und besiegen müssen, notfalls eben mit Hilfe der »guten« Engel.

Es gibt andere Erfahrungen, aus denen sich eine andere Sichtweise entwickeln kann. Ich habe in unzähligen Einblicken in die geistige Welt festgestellt (und feststellen müssen), dass es keinen einzigen Kampf zwischen Engeln und »Teufeln« gibt. Angriffe, Aggressionen, Lug und Trug, Unehrlichkeit, Verrat und so weiter gibt es nur zwischen Menschen!

Meine Einblicke sagen mir, dass es nur eine einzige schöpferische, göttliche Kraft gibt. Sie ist allmächtig, allgegenwärtig und allwissend. »Dunkle Lichtwesen«, »gefallene Engel« und dergleichen sind Geistwesen, die nicht aus eigener Vollmacht, sondern immer nur im Auftrag und mit »Genehmigung« dieser höchsten lichten Kraft handeln und auch so nur handeln können und dürfen. Ohne die Erlaubnis Gottes hätte der »Satan« Hiob ja gar nicht versuchen dürfen. Ohne die Erlaubnis Gottes hätte er auch Jesus in der Wüste nicht versuchen dürfen.

Es ist grundlegend entscheidend, ob wir den »Teufel« als eigenständigen Gegenspieler und bösartigen Widersacher des reinen, guten und lichten Gottes ansehen oder ob wir erkennen, dass er nur ein »leitender Angestellter« ist, der bestimmte Vollmachten hat, gewisse Aufgaben auszuführen, die zum sinnvollen Gesamtplan gehören – nicht mehr und nicht weniger.

Mit dieser zweiten Einstellung können wir sehr viel gelassener und vor allem angstfreier mit dem Thema »Widersacherkräfte« umgehen, das bei so vielen Menschen auf dem spirituellen Weg eine größere Rolle spielt, als man im Allgemeinen öffentlich darüber hören würde. Mit der Sichtweise, dass nichts jemals »außerhalb« der Aufsicht, Gnade und Barmherzigkeit Gottes ist, können wir uns viel besser und vertrauensvoller auf Situationen und Herausforderungen einlassen und unsere eigenen schöpferischen Kräfte besser einsetzen. Werden wir dann alles verstehen? Nein, sicher nicht. Werden wir begreifen, »warum Gott so viel Böses zulässt«? Nein, leider auch das nicht. Aber wir werden immer sicherer in unserer eigenen inneren Verbindung zur Christuskraft und zur Gotteskraft, wir werden uns viel seltener und nicht mehr so stark von scheinbar äußeren Kräften aus dem Gleis werfen lassen.

Meine eigene Auffassung ist kurz gesagt: »Wenn ich an das Gute glaube, so entwickle ich in jeder Situation einen guten Weg. Wenn ich nicht an das Gute der Schöpfung glaube, so laufe ich Gefahr, im Umgang mit mir selbst und anderen zerstörerisch zu wirken.«

Praktische Hinweise für den Alltag der Heilung

Bewertungen und Einordnungen von Personen

Wenn es keine vertrauenswürdige Person ist, mit der Sie zu tun haben, werden Sie das spüren bzw. erkennen. Sehen Sie jedoch auch in diesem Menschen sein natürliches, gottgegebenes Licht und bekämpfen Sie diesen Menschen nicht.

Ich empfehle als Haltung in solchen Fällen, innerlich zu sprechen: »Du bist so, es ist in Ordnung so. Gehe deinen Weg!«

Wenn es doch ein vertrauenswürdiger Mensch ist, dann kann daraus selbstverständlich immer noch eine erfüllende Beziehung entstehen.

Psychische Einflüsse von außen

Solche Einflüsse zeigen sich an dem Gefühl, dass es nicht die eigenen Gedanken und Gefühle sind, die man erlebt. Die betroffenen Personen fühlen sich wie negativ verändert, und das führt zu Irritation, Depressionen, Kraftmangel bis hin zu undefinierten Krankheiten. In solchen Fällen wird man die Muster versuchen zu erkennen und dann mit Gebeten arbeiten.

Starke bewertende und »aburteilende« Energien in einem Menschen können dazu führen, dass sich Irritation, Hoffnungslosigkeit, Böswilligkeit, Wut, Gedankenchaos und Ähnliches bemerkbar machen; der Betreffende kann einem nicht in die Augen schauen. So können Sie reagieren bzw. zu einer gewissen Harmonisierung oder Heilung beitragen:

- Bleibe in der göttlichen All-Liebe.
- Umarme deine Feinde in deinem Inneren!
- Versuche nie, die Psyche eines Menschen zu verstehen, sondern nimm sie so an, wie sie ist.
- Nutze ein passendes Gebet oder die Kraft einer Fernbehandlung, wenn dies nötig ist.

Wenn wir bewertend sind oder im Mangel denken und fühlen, öffnen wir die Tür für die entsprechenden Kräfte. Dann fühlen wir uns wie verschmutzt und bleiben in einem Gedanken oder Gefühl stehen.

Finden Sie in solchen Fällen die Ursache bzw. das Muster in Ihnen selbst bzw. beim Klienten und verändern Sie Ihre bzw. seine Einstellung durch entsprechende Übungen, zum Beispiel durch die Übung am Schluss dieses Kapitels.

Erinnern wir uns jedoch: Ein Geist ist ohne unseren Willen machtlos! Außerdem kommen keine Dinge auf uns zu, denen wir nicht gewachsen sind. Die Betroffenen müssen bei möglichen psychischen Einflüssen von außen lernen, bewusst ihre Gedanken, Gefühle und Handlungen wahrzunehmen, zum Beispiel mit Hilfe von Meditation, Tagesrückschau und im Austausch mit Menschen des eigenen Vertrauens. Sie sollten auch sowohl ihre Lebensmotive als auch ihre Einstellungen, Meinungen und Gedankenmuster überprüfen.

Hilfen sind:

- Schutzgebet
- Frage dich: »Was macht mich unglücklich?«
- Doppelgängerübung bzw. energetische Behandlung
- Aufklärung/Verständnis: Der Berater bzw. Heiler sollte mit dem Klienten klären, ob es sich um Eigenmuster handelt, die wie ein äußerer psychischer Einfluss wirkt oder um tatsächliche weniger lichte Geistwesen. Falls es sich um Geistwesen handelt, die irritieren wollen, um den Menschen vom lichtvollen Weg abzubringen, stellt sich auf jeden Fall die Aufgabe, dass dieser Mensch jetzt lernt, lichtvolle und weniger lichtvolle Geistwesen zu unterscheiden. Insofern kann eine solche Erfahrung ein Segen sein: Denn so wird der Mensch sicherer auf seinem Weg und kann deutlicher erkennen, was ins Licht führt und was eher nicht. Außerdem entwickelt er, ob er will oder nicht, mehr Demut – Demut, die lichte geistige Welt um tiefere Verbindung, Führung und Schutz zu

bitten. Es ist eine Phase, in welcher ein sensitiver Mensch lernt, Geistesqualitäten zu unterscheiden.

Wahrnehmung von Geistesebenen

Es lassen sich für das Thema dieses Buches ganz grob drei Gruppen von Geistwesen unterscheiden: Engel, Verstorbene und »Dämonen«.

Die Anwesenheit von Engeln fühlt sich sehr vertrauenerweckend an. Die Anwesenheit von Verstorbenen fühlt sich oft kühl, undefinierbar an. Der Kontakt mit »Dämonen«-Wesen erweckt in unserem Inneren große Vorsicht.

Wenn Sie sich nicht sicher sind, mit welchen Kräften Sie es zu tun haben, dann gehen Sie nicht in den offenen Kontakt, sondern sprechen Sie das allgemeine Schutzgebet (Seite 143). Und spüren Sie, ob Ihr Vertrauen gestärkt wird oder nicht.
Die Gefahr einer energetischen Beeinflussung entsteht vor allem durch die folgenden Punkte.

- Unreine Geistesarbeit: »Die Geister, die ich rief, werde ich nicht los.«
- Falsche Gurus, Götteridole; niedere, triebhafte Kräfte
- Unbewusste Beeinflussung durch einen Fluch aus früherer Lebensablehnung
- Unbewusste Beeinflussung durch Verstorbene, zum Bei-

spiel aus einem Krieg, in dem man sich für Tötungen verantwortlich gehalten hat.

Auch Massenmedien können zu einer energetischen Beeinflussung oder Prägung führen, und zwar

- gewalttätige PC-Spiele
- Horrorfilme
- Hardcore- bzw. Heavy-Metal-Rockmusik

Energetische Prägung gibt es zudem aufgrund von
- abnormaler, nicht stimmiger, zwanghafter oder missbräuchlicher Sexualität
- Symbole der Schwarzen Magie als vermeintlicher Schmuck
- Tätowierungs-Symbole

Hilfen für Angehörige

Hier einige Stichwörter, wie Sie sich verhalten können, wenn ein Mitglied der Familie oder ein Freund unter einer energetischen Beeinflussung zu leiden scheint:

- Umarmung
- liebevolles Reden: »Was hat dich verletzt?«
- Abgrenzung
- Annäherung
- Übungen (zum Beispiel die zur Auflösung von Stagnationen S. 206)
- Segnung der Person

Hilfe für nahestehende Verstorbene

Generell gilt der Bibelspruch: »Begrabt die Toten und folgt den Lebenden.« Grundsätzlich ist es wichtig, den Blick in die Zukunft zu richten und gleichzeitig zu spüren: Braucht der Verstorbene Hilfe beim Loslassen des letzten Lebens? Wie lange braucht er eine solche Hilfe und nach welcher Zeit nicht mehr?

Praktische Hilfen

Zünden Sie immer wieder eine Kerze für den Verstorbenen an, zu Hause, an einem besonderen Kraftort oder in einer Kirche. Tun Sie das auf jeden Fall immer dann, wenn Sie feststellen, dass Sie an ihn denken – denn dass er sich bei Ihnen in Ihren Gedanken »meldet«, ist so etwas wie seine Bitte oder sein Hilferuf. Das Feuer und Licht der Kerze heilt die Erinnerungen und zeigt den Weg ins Licht des Himmels.

Vergebungsgebete, Befreiungsgebete für Sterbende und Verstorbene, Schutzgebete vor dunklen Mächten oder das allgemeine Schutzgebet eignen sich ebenfalls. (Sie finden diese Gebete ab Seite 136.)
Es ist hilfreich, das Unabhängigkeitsgebet zu sprechen, wenn Sie die Anwesenheit des Verstorbenen fühlen oder wenn er sich Ihnen in Träumen zeigt. Denn auch dies sind seine Bitten bzw. Hilferufe.

Achten Sie darauf, dass Sie die Erinnerung an einen Verstorbenen nicht aus melancholischen oder sentimentalen Gründen missbrauchen. Dahinter könnte das plötzlich wieder auftauchende Bedürfnis nach einem »Mama-« oder »Papaersatz« stehen. Und dieses Bedürfnis hat nichts mit dem Verstorbenen zu tun, sondern nur mit unserer etwas fehlgeleiteten Bedürftigkeit.

Wenn Hinterbliebene dem Verstorbenen gegenüber ein starkes Pflichtgefühl hegen, dann sollte man sie darauf aufmerksam machen, alles in einem lichtvollen Blick und Sinn zu sehen und loszulassen.

Hilfe für unbekannte Verstorbene

Wenn Sie das Gefühl haben, nicht allein im Raum zu sein, oder wenn Sie ein Geistwesen sehen, das Sie nicht genau einordnen können, dann gehen Sie folgendermaßen damit um:

- Schutzgebet: Das nutzt man, um die Reinheit eines Wesens unterscheiden zu können und um unreine Energien nicht an sich herankommen zu lassen.
- Vergebungsgebet: Man spricht es, damit die andere Seele und Ihre eigene durch diese Begegnung geheilt werden dürfen.
- Sich ins Christuskreuz stellen und den anderen in sein Christuskreuz stellen: Das macht man, damit Christus-

kräfte bei allen Prozessen, die nicht in unserer Macht stehen, vorangehen dürfen.

Übung zur Auflösung von Stagnationen

Diese Übung eignet sich wie die »Doppelgängerübung«[6] gut zur Auflösung von Blockaden und dazu, stagnierende Energien wieder ins Fließen zu bringen.

- Setze dich bequem hin und atme 3 × tief durch.
- Spüre die Wärme und Liebe in deiner Brust und bete innerlich: »Liebe lichtvolle, geistige Welt, liebe Engel, ich bitte um Hilfe und Führung bei allen Begrenzungen.«
- Atme 3 × tief durch und sieh eine weiße leere Leinwand vor dir. Beobachte, ob in ihr noch andere weniger erfreuliche Farben, wie z. B. Grau, fließen.
- Atme 3 × tief durch und spüre im Herzen die Frage: »Was bedeuten diese Farben?«
- Achte darauf, ob dir ein klarer Gedanke, eine Erkenntnis und/oder ein klares Gefühl von dem begegnet, was dich traurig macht.
- Wenn du dir dieser Erinnerung oder auch nur dieses Gefühls bewusst bist, dann bete in Liebe: »Ich stelle ein lichtvolles Kreuz des Gleichgewichts in mein Thema und lasse in Liebe los.«
- Atme 3 × tief durch und betrachte, um wie viel heller dein Lichtbild geworden ist.

- Spüre das Lächeln und die Liebe in deiner Brust und komme in herzlicher Dankbarkeit zu dir.

- Was wir anziehen – helle oder dunkle Kräfte –, hängt von uns selbst ab, von unseren Gedanken, Gefühlen, Mustern und Lebenseinstellungen.
- Die Reinheit der Absicht und der Glaube an das Gute ist immer der beste Schutz.
- Wenn wir es mit Angriffen von Widersacherkräften aus der geistigen Welt zu tun haben, hilft die Rückbesinnung darauf, dass es keinen Ort und keine Zeit gibt, wo Gott nicht ist – und dass Gott uns allzeit liebt und zu helfen bereit ist, wenn wir ihn direkt oder über seine Engelboten anrufen.

16.
Energetische Arbeit über die Hände

Nutzen, Grenzen und mögliche Gefahren der Heilarbeit mit den Händen. Wie arbeitet man beim »energetischen Handauflegen«. Schutz und Übungsanleitung, auch, um eine Engelbotschaft zu empfangen.

Energetisches Handauflegen: Was es ist, wie es wirkt

Energetisches Handauflegen ist eine geistige Heilarbeit mit Hilfe der lichtvollen Wesen, Energieströme und Gebete. Durch energetische Arbeit über die Hände bewirkt man die Durchlichtung des Körpers, die Beruhigung des Geistes und der Seele und fördert somit den Heilungsprozess auf allen Ebenen.

Ausübung des energetischen Handauflegens

Sie sollten auf Regelmäßigkeit achten, um sich einzuschwingen und um eine Harmonisierung, die sich sicher schon beim ersten Mal spüren lässt, auch vertiefen zu lassen und zu stabilisieren.

- Ich rate (zur Selbstbehandlung oder für Klienten) zu regelmäßig 2 × wöchentlich und zu insgesamt 5–10 Behandlungen.
- Bei akuten Fällen, zum Beispiel bei einer Sterbebegleitung, ist tägliches Handauflegen sinnvoll.
- Die Dauer des Handauflegens sollte 30 Minuten bis eine Stunde dauern. Dann schließt sich am besten 10 Minuten Nachruhezeit an. Zu Hause sollte man dann schlafen gehen!

Es kann zu sogenannten Erstverschlimmerungen kommen. Das bedeutet, dass Symptome (wie auch bei anderen natürlichen Heilmethoden) vorübergehend und kurzzeitig stärker auftreten können. Wenn es zwischen dem 2. und dem 3. Tag zu einer solchen Erscheinung kommt, dann ist das nach meiner Erfahrung ein positives Zeichen. Wenn die Symptome der Erstverschlimmerung danach nicht aufhören, hält man selbst bzw. der Klient die eigene Angst oft noch fest.

Dauer des Handauflegens

- *Babys:* Die Anwesenheit und Ruhe der Mutter überträgt bzw. übermittelt irdische Kraft. Bei Babys reicht es, einige Sekunden lang die Hände oder die Hand aufzulegen; man sollte es aber öfter tun, am besten wenn das Kind schläft.
- *Kleinkinder* ab etwa dem 2. Lebensjahr: Einige Minuten lang Hände auflegen; oft Energie geben, am besten wenn das Kind schläft.
- *Kinder:* Das, was ein Kind an Dauer und »Energiemenge« zulässt, ist dann auch richtig. Bei hyperaktiven Kindern ist die Fernbehandlung oft geeigneter.
- *Jugendliche:* Was der junge Mensch an Dauer und Energiemenge zulässt, ist für ihn richtig. Weniger ist gerade hier manchmal mehr!
- *Schwangere:* Was die Frau an Dauer und Energiemenge zulässt, ist für sie richtig. Sie sollten eine Schwangere nie versuchen zu beeinflussen.
- *Ältere Personen* ab etwa 70 Jahren: Was dieser Mensch an Dauer und Energiemenge zulässt, ist für ihn richtig.

Innere Haltung beim Handauflegen

Wichtig ist: Nehmen Sie in das Handauflegen keine eigenen inneren Absichten mit hinein. Ich empfehle, sich auf die Christuskraft einzustellen und, wenn man für andere

Hände auflegt, den Satz »Möge die Christuskraft dir helfen. Meine Liebe begleitet dich« am Anfang des Handauflegens innerlich zu sprechen.

Handauflegen am Kopf: Achten Sie darauf, keine eigenen Gedankenmuster unterbewusst mit in die Hände »einfließen« zu lassen, weil das einem Manipulationsversuch gleichkäme. Legen Sie die Hände am Kopf nur dann auf, wenn Sie intuitiv deutlich spüren, dass Sie dorthin »geführt« werden. (Ausnahme: Nach operativen Eingriffen im Kopfbereich ist das Handauflegen im Kopfbereich in Ordnung.)

Handauflegen an den Chakras: Achten Sie auch hier darauf, dass sich keine manipulativen Gedanken oder Absichten »einschleichen«, sondern richten Sie sich ausdrücklich auf die Christusenergie aus.

Als sozusagen passiver Klient sollten Sie sich ausnahmslos nur von einem Heiler oder einer Heilerin mit Handauflegen behandeln lassen, bei dem bzw. bei der Sie ein eindeutiges Ja spüren!

Mögliche Reaktionen während des Handauflegens

Hier in Stichworten Hinweise zu Reaktionen, die während des Handauflegens auftreten können (aber nicht müssen!).

1. Kälteempfinden = Allgemein liegen Ängste oder Störungen vor.
Kälteempfinden beim Klienten = Seine Ängste verlassen ihn.
Fremdes Kälteempfinden am eigenen Körper (in der Aura) = Eine karmische Blockade des Klienten löst sich durch Sie.
Eigenes Kälteempfinden an den Fingern und/oder Zehen = Erdungsschwäche; Pause einlegen.
2. Hitzeempfinden = Energiestau; Pause einlegen.
3. Angenehmes Spüren einer unsichtbaren Hand = Berührung durch einen Heilkraftengel.
4. Kribbeln = Energiekanäle öffnen sich bei dem, der es spürt.

Einschlafen während des Handauflegens

Einschlafen des Klienten

Wenn ein Klient während einer energetischen Behandlung einschläft, so bedeutet das: Er hat genügend Energie bekommen. Bringen Sie die Behandlung langsam zu Ende und lassen Sie ihn nachruhen.

Falls der Klient bei mehreren Behandlungen immer wieder einschläft, kann es sein, dass sein Unterbewusstsein ihn ausschaltet, damit er ein Thema nicht lösen muss oder kann. Dann führen Sie beim nächsten Mal vor der energetischen Behandlung zum Beispiel die »Innere-Kind-Übung« durch mit der Frage: »Was belastet mich?«

Einschlafen des Heilers

- Wenn der Heiler während einer energetischen Behandlung schwach wird oder wegsackt, so sollte man spätestens dann eine Pause einlegen und nach den Gründen forschen. Es kann daran liegen, dass Sie sich in Gedanken oder im Mitleid verloren und dadurch Ihren Licht- und Energiekanal verschlossen haben.
- Oder der Klient hat viele Besetzungen mitgebracht, und Sie waren nicht stark genug im Licht verankert, um selbst ohne Resonanz darauf zu sein und im eigenen Schutz zu bleiben.
- Oder Ihre eigene Gesundheit ist derzeit geschwächt, und Sie sollten in diesem Zustand besser nicht arbeiten.
- In jedem dieser drei Fälle geben Sie Ihre eigene Energie ab, und Sie sollten deshalb dann sofort eine Pause einlegen. Sprechen Sie ein passendes Schutzgebet, stellen Sie sich gezielter ins Licht bzw. benutzen Sie ein passendes Schutzsymbol (zum Beispiel das Christuskreuz). Beenden Sie auf jeden Fall die Behandlung so rasch wie möglich, und kümmern Sie sich um sich selbst.

Energetische Behandlungen sollte man am besten tagsüber, bis etwa 19 Uhr, durchführen. Ihre energetische Kraftverfassung ist dann am vollständigsten, und Sie können die Überfülle an Energie, die Sie in der Regel bei der Heilarbeit erfahren, tagsüber am besten verarbeiten.

Ausnahmen sind natürlich in Ordnung. Achten Sie dann jedoch darauf, dass Sie bei dieser Arbeit ganz wach sind und eine vielleicht entstehende Überfülle oder einen Stau an Energie auch abbauen, zum Beispiel durch einen Spaziergang oder eine Zeit der Muße.

Der Heiler hat von der energetischen Arbeit normalerweise keine Eigenverschlimmerungen zu erwarten, weil er nur auf das Christuslicht eingestellt ist und nur dazu in Resonanz geht. So lässt er nur reine Heilkraft durch sich fließen. Diese Motivation und Reinheit ist sein umfassender Schutz.

Mögliche Reaktionen nach dem Handauflegen

Häufig beobachte ich, dass Menschen nach etlichen Sitzungen mit heilsamem Handauflegen stärker auf Medikamente reagieren. Es empfiehlt sich dann, sowohl in Eigenverantwortung als auch in Absprache mit Arzt oder Heilpraktiker die Dosis neu zu überlegen. Meist reicht eine deutlich geringere Dosis aus.

Es kommt auch häufig vor, dass Klienten Fleisch, Fisch, Alkohol, Tabak (und Drogen, soweit sie sie nehmen) immer weniger vertragen oder sich sogar auf eine überwiegend oder rein pflanzliche Nahrung umstellen.

Wenn Sie als Heiler feststellen, dass Klienten nach einigen Sitzungen des Handauflegens entweder eine starke persönliche Zuneigung oder eine ebenso starke persönliche Ab-

neigung entwickeln, dann ist das ein Anzeichen dafür, dass dieser Mensch keinen entscheidenden Schritt in die Eigenverantwortung tun möchte. Lieber hält er sich an Ihnen fest – positiv oder negativ. Ich rate dann, sich als Berater bzw. Behandler zurückzuziehen.
Interesse an der Methode des Handauflegens und eine natürliche Dankbarkeit sind dagegen positive Reaktionen, die Sie auch so annehmen dürfen.

Maßnahmen zum Schutz beim Handauflegen

Es gibt einige einfache Dinge, die Sie beachten sollten, wenn Sie für einen anderen Menschen Handauflegen praktizieren. Ich nenne nur Stichwörter.

Die eigene innere Haltung überprüfen bzw. einstimmen:
- fest und sicher stehen
- tief atmen
- sich auf das Christusbewusstsein einstimmen
- nach der Behandlung die Hände mit kühlem Wasser waschen
- wenn zusätzlich das Bedürfnis nach Reinigung besteht, stellt man sich violettes Licht vor, in dem man sich die Hände wäscht

Achtung: Eigene Energie kann abfließen durch
- inneren Stress und Mitleid

- Angst, zum Beispiel vor Aufnahme von Besetzungen
- mangelnde Achtsamkeit für eigenen Zustand

Eine energetische Behandlung sollten Sie nie während eigener Nervenschmerzen vornehmen, wie zum Beispiel Zahnschmerzen, Migräne oder Unterleibschmerzen.

Symbole

Sie können mit der Hand bzw. den Händen in akuten und chronischen Fällen, aber auch als Selbstheilungsübung, bei Verbrennungen, Verletzungen, Krämpfen und zum Schutz die Hände in Form einer Lemniskate über dem Körper bzw. der Haut bewegen.

Energetisches Handauflegen: Vorderseite des Körpers

1. Der Klient sollte möglichst entspannt auf dem Rücken liegen und seine Hände auf die Liege legen. Er möge seine Augen schließen und während der Behandlung nicht sprechen, sondern in seinen Bauch atmen. Der Heiler sollte bequem und in einem festen Stand stehen und ebenfalls tief in den Bauch atmen.
2. Zunächst die Aura des Klienten langsam ausstreichen

(also die Hände *über* dem Körper bewegen), Licht fließen lassen und das Gebet sprechen. Der Heiler spricht das Gebet laut vor und lässt den Klienten innerlich nachsprechen:

»Ich glaube an die Liebe, ich glaube an das Licht, der Heilige Geist umgibt mich. Mein lieber Schutzengel, nimm die Blockaden von mir, welche ich für meine Entwicklung nicht mehr brauche.«

Nach jedem Schritt die Hände ausstreichen, um achtsam zu sein und bei sich zu bleiben.
Nach jeder Behandlung oder bei klebrigem Gefühl die Hände, vielleicht auch die Arme, mit kühlem Wasser abspülen, um keine Blockaden aufzunehmen oder entstehen zu lassen.
Bei unangenehmer Hitze oder starkem Kältegefühl in den Händen die Behandlung bitte unterbrechen, durchatmen, sich entspannen und erst dann fortfahren. Hitze kann ein Anzeichen für eine Energiestauung sein und zu einem Mangel an Erdung und damit zu einem nur noch mangelhaften Schutz führen.
Wenn die Hände des Heilers unangenehm kalt sind, so kann es bedeuten, dass der Heiler die Ängste des Klienten aufgenommen hat. Dann bitte sofort einige Minuten pausieren, Hände waschen, neu um Heilkraft bitten und fortfahren.

3. Atmen, rechte Hand auf das Zwerchfell des Klienten legen. Die andere Hand wirkt ganz automatisch in der Aura, indem sie sich über dem Körper befindet. Nun Energie fließen lassen.

4. Hand in die Herzgegend (Verbindung von Seele zu Seele) legen und innerlich mit Liebe sprechen:
»Die Christuskraft in mir verbindet sich mit der Christuskraft in dir und heilt dich.« – »Meine Liebe begleitet dich.«
5. Beide Hände auf den Unterbauchbereich legen und Energie fließen lassen.
6. Hände auf die Knie des Klienten legen und die Heilenergie so über die Meridiane in den gesamten Körper fließen lassen und damit die ängstliche Komponente des Menschen mitbehandeln.
7. Hände auf die Fußsohlen des Klienten legen und Energiefluss arbeiten lassen.
8. Dann spüren, wo die Hände, geleitet von Heilenergie, noch aufgelegt werden wollen und mit der Behandlung fortfahren.

Sie schließen ab, indem Sie die Aura des Klienten ausstreichen (also die Hände über dem Körper bewegen). Dann geht man auf die Rückseite über.

Energetisches Handauflegen: Rückseite des Körpers

1. Der Klient legt sich auf den Bauch, um auch über den Rücken behandelt werden zu können. Bei der Rückenarbeit sollten Sie ganz besonders auf energetische Wärme achten.

2. Hände flach auf Nacken und Beckenbereich legen und mit Energiefluss zuerst erwärmen.
3. Handkanten auf den Rücken des Klienten sanft und leicht auflegen. Nun mit schnellen Bewegungen beider Handkanten vom Nacken bis zu den Füßen dreimal fließend, wie in schlängelnden Bewegungen, über den Rücken gehen. Dabei geht man in kleinen Auf-und-ab-Schritten allmählich von oben nach unten.
4. Beide Hände auf jene Stellen legen, wonach die Wirbelsäule dies nach Ihrem Gefühl noch mehr oder besonders braucht.
5. Mit sanftem »Klopfen« bringen Sie mit einer Hand die Energie in die tieferen Schichten des Körpers. Die andere Hand wirkt in der Aura automatisch mit. Bitte dreimal durchführen.
6. Durch »Massieren« mit beiden Händen, von der Nackenmuskulatur zu den Füßen herunter, führen Sie die Energie in den Körper des Klienten hinein. Die Übung bitte dreimal vollziehen.
7. Mit jeweils drei Fingern der Hände (Zeigefinger, Mittelfinger und Ringfinger) Energie entlang der Wirbelsäule vibrieren lassen, um alle Nervenschichten des Körpers zu erreichen.
8. Den Körper ausgleichen, indem der Heiler eine Hand auf die Wirbelsäule im Becken- und die andere im Nackenbereich, zeigend nach oben legt und Energie fließen lässt.
9. Aura des Klienten langsam von oben nach unten ausstreichen und gleichzeitig Licht fließen lassen.
10. Den Klienten von unten nach oben (oben zum Himmel offen lassen) im Licht einhüllen, indem Sie Energie in

seine Aura fließen lassen und ihn dem Himmel übergeben.

Engelbotschaft übermitteln: Wenn es für Sie stimmig ist, führen Sie nun auch noch diesen 10. Schritt durch.

10. Legen Sie zum Abschluss eine Hand auf die Schulter des Klienten, erspüren Sie für ihn die Botschaft seines Schutzengels und teilen Sie ihm diese mit.

11. Nehmen Sie sich nun zurück, atmen Sie in Dankbarkeit dreimal tief durch und gehen Sie Ihre Hände waschen, während der Klient nachruhen darf.

- Hände sind ein wirksames »Werkzeug« zur Übertragung von Energie.
- Handauflegen mit der richtigen Einstellung kann eine große Anfangshilfe darstellen, um »spontan« einem anderen Menschen oder sich zu helfen.
- Handauflegen dient auch der Entfaltung der eigenen Feinstofflichkeit; deshalb sollte man es nur als »Kanal« ausführen und nicht die »eigene« Kraft einsetzen.
- Die beiden in sich abgeschlossenen Übungen für das Handauflegen auf der Vorder- und Rückseite des Körpers am Ende des Abschnitts eignen sich sowohl für »Anfänger« wie für »Fortgeschrittene«. Dabei die tiefe eigene Einschwingung und Einstimmung besonders beachten.

17.
Weitere Praxistipps

Hier erfahren Sie einige weitere, thematisch nicht miteinander zusammenhängende Hinweise.

Reinigungsmöglichkeiten

Hier rufe ich nur stichwortartig wirksame Methoden in Erinnerung, die zur Reinigung auf verschiedenen Ebenen dienen.

1. Gebete:
   ~ Schutzgebet allgemein
   ~ Abgrenzungsgebet
   ~ Schutzgebet vor dunklen Mächten
2. Violettes Licht in den Raum und in sich selbst schicken bzw. sich selbst in ein violettes Licht stellen
3. Duschen; Wasser spült negative Einflüsse und Prägungen fort (nicht baden, da sich dabei das Wasser staut und deshalb keine feinstoffliche Reinigung möglich ist)
4. Hände waschen

5. Sich gegenseitig regelmäßig energetisch behandeln (mindestens einmal pro Woche)
6. Energiefeld ausstreichen (siehe nächste Übung)

REINIGUNGSÜBUNG: ENERGIEFELD AUSSTREICHEN

- Sich hinter den Menschen stellen.
- Ganz in die Liebe gehen mit den Worten in Gedanken: »Christuskraft heilt in mir«
- Licht in den Händen spüren und rosafarbenes oder violettes Licht sehen
- 3 × ganz schnell die Rückseite des anderen von oben nach unten ausstreichen. Dabei jedes Mal die Hände ausstreichen (keinesfalls langsam vorgehen, da man sonst als »Ausstreicher« negative Energien in sich selbst aufnehmen könnte)
- Danach 3 × langsam rosafarbenes oder violettes Licht in die Aura von oben nach unten hineinfließen lassen
- Die Hände himmelwärts an die Wirbelsäule des anderen legen, um so ausgleichend zu wirken; dabei das ausgleichende, gleichschenklige Christuskreuz sehen
- Sich einen lichterfüllten Schutzkreis um den Menschen vergegenwärtigen bzw. vorstellen
- Danach als aktiver Partner die eigenen Hände mit frischem, kühlem Wasser waschen

Notsituationen

Diese Hinweise sind für HeilerInnen gedacht, die mit anderen Menschen arbeiten und erleben, dass der Klient während einer Behandlung die Erdung verliert.

Achtung:
Nie einen Klienten beraten oder behandeln, wenn er Ihnen nicht aufrichtig in die Augen schauen kann, extrem unruhig ist bzw. wenn er die Engelbotschaft, die durch Sie übermittelt wird, überhaupt nicht annehmen will. Es kann sich durchaus um starke psychische Irritationen handeln, für die ein ausgebildeter Psychologe oder Psychiater zuständig ist! Geben Sie dem Menschen in diesem Fall einfach nur seine Engelbotschaft mit und verabschieden Sie sich.

Sollte doch etwas vorfallen, wie die Erdung zu verlieren, aus dem Körper auszutreten, aus der Fassung zu geraten und so fort:

- Lassen Sie den Menschen körperliche Aktivitäten ausführen, zum Beispiel Kniebeugen machen, die Arme vor und zurück schwingen
- Drücken Sie den »Dickdarmpunkt« in der Daumenfalte (auf der »Maus«, wo es etwas weh tut)
- Drücken Sie den Notfallpunkt an der Nasenspitze zwischen Oberlippe und Nase, näher an der Nase (tut auch etwas weh)

Lebensjahrsiebte:
Entwicklungsschwerpunkte

Wenn wir uns bewusstmachen, dass bestimmte Lebensphasen mit speziellen Themen zu tun haben, dann sind wir auch wacher, wenn es darum geht, mögliche Ursachen für Disharmonien oder psychosomatische Belastungen oder Beschwerden zu erkennen. Dann fällt auch die Erkenntnis von vielversprechenden Heilungswegen und Methoden leichter.

Ich gebe Ihnen hier eine knappe Übersicht zu Lebensabschnitten und ihrer typischen Thematik anhand der Lebensjahrsiebte.

- 1– 7: Stärkung und Stabilisierung der Seele, des Geistes und des Körpers
- 7–14: Das Erwachen des Geistes im Sinne von Intellekt
- 14–21: Erwachen der eigenen Persönlichkeit und Abgrenzung
- 21–28: Begreifen der Welt durch das »Ich-bin«-Bewusstsein
- 28–35: Aufbau des Lebens nach dem eigenen Lebensplan und Lebenssinn
- 35–42: Stabilisierung der eigenen Persönlichkeit
- 42–49: Wege und Möglichkeiten zur tatkräftigen Selbstverwirklichung finden
- 49–56: Entwicklung von Weisheit und innerer Ruhe
- 56–63: Anpacken des eigenen Lebens in Selbstannahme
- 63–70: Demut, Lebenserfahrung, Muße weitergeben
- 70–77: Lebensrückblick, Ordnung mit dem Ungelösten

77–84: Engelsgleiche Sicht des Lebens, das Schreiben der schönsten Lebensgeschichten
84–91: Lebensgenuss aus dem inneren Frieden
91–98: Erleuchtung als Weg ins Licht

Die Kraft des Vornamens

Für unsere Seele ist die Kraft des Vornamens ausschlaggebend. Denn im Vornamen sind Seelenkräfte gespeichert, die uns stärken.

Wenn Sie mehrere »Tauf«-Namen haben, dann haben Sie den Segen oder die Kraft von mehreren Qualitäten.

Menschen, die ihren Vornamen nicht mögen und ablehnen, empfinden oft auch (häufig unbewusst) Ablehnung sich selbst gegenüber.

Menschen, die ihren Vornamen wechseln bzw. die einen Namen übernehmen oder sich geben lassen, zum Beispiel aus anderen Kulturen, haben oft Identifizierungsschwierigkeiten mit der eigenen Persönlichkeit.

Adoptivkinder, die von ihren Adoptiveltern einen neuen Namen erhalten haben, sollten im besten Falle beide Vornamen lieben, weil sie dann karmische oder alte Qualitäten nutzen, die gute, tiefe Wurzeln haben und nun mit neuen Eigenschaften weiter gedeihen.

Welchen Vornamen zu welcher Zeit solche Adoptivkinder dann als Rufnamen annehmen, ist ihrem Gefühl in der entsprechenden Entwicklung überlassen.

Falls Sie jedoch zu Ihrem tatsächlichen Vornamen noch einen weiteren Vornamen ausstrahlen, so dass andere Sie oft ganz automatisch mit dem »falschen« Namen rufen, so tragen Sie die Eigenschaften und Stärken dieses Namens aus einem früheren oder aus diesem Leben in sich. Änderungen sind dann jedoch nicht notwendig.

Engelfarben

Farben zu sehen bzw. zu erspüren ist oft das erste Anzeichen für Hellsichtigkeit. Ihr Schutzengel kann verschiedene Farben haben. Sie sind überwiegend von der Botschaft abhängig, die er Ihnen gerade überbringt. *Bei allem jedoch, was sich unschön anfühlt, sollten Sie achtgeben und das eher nicht als echte Engelbotschaft annehmen!*

An dieser Stelle möchte ich Ihnen einen Überblick zur möglichen Bedeutung von Lichtfarben geben, wie sie bei Engelkontakten, in Visionen oder Träumen häufig zu sehen sind. Diese Deutungshinweise sollen Sie nicht festlegen und einschränken, sondern als eine erste Hilfe dienen, damit Sie sich besser auskennen. Im Endeffekt sollten Sie auf das vertrauen, was Ihre eigene innere Stimme Ihnen deutlich, wohltuend und zweifelsfrei übermittelt.

Apricotfarbenes Licht = Schlichtheit
Braun = Bodenständigkeit
Blau = Offenheit

- Königsblau = du erkennst dich selbst
- Hellblau = die Kraft aus der Ruhe
- Dunkelblau = Heilkraft im irdischen Wirken; löst Blockaden auf; weibliche Heilkraft

Gelb = Neubeginn

Gold = kommt in der Engelarbeit oft vor. Gold steht für Heiligkeit und Reinheit der göttlichen Energie

Grau = Dies ist dein eigener Schatten; er ist dumpf und verdeckt dir die Sicht auf die geistigen Welten. Sieht man diese Farbe, so bedeutet dies, dass du an dir arbeiten solltest, das heißt, dass du deine Blockaden oder behindernde Emotionen erkennen und lösen sollst. Einen Engel sieht man in der Regel nie grau, es sei denn, man begegnet einem Karmaengel.

Grün = Heilung

Olivgrün = Entwicklung der Heilfähigkeit

Türkis = innerer Fluss, Entwicklung, Bewegung

Helles Violett = Anbindung an das Göttliche

Dunkles Violett = Erdung, Verwandlung

Rosa = Energie der Liebe und Schönheit

Dunkles Rosa = universelle Liebe

Magenta oder zarte Zwischenstufenfarben = ich trete in die heiligen geistigen Welten ein

Rot = Kraft, Energie
- warmes Rot = Kraft und Mut
- schweres Rot = sieht man bei Menschen, die einen anlügen; Unehrlichkeit oder Angst

Orange = Lebensfreude und Frieden

Weißes Licht = erhält alle Kräfte; Offenheit

Silber = Segenskraft

Schwarz = Tatkraft

- ~ warmes, angenehmes Schwarz = aus sich heraus erwachen
- ~ kaltes Schwarz = Hass

Regenbogenfarben = Kosmische Fülle im Menschen. Der Regenbogen enthält alle Kräfte und bedeutet »Alles ist möglich!«

Mehrere Farben gleichzeitig = du brauchst entsprechende Kräfte gleichzeitig, welche in dir erwachen

Angenehme dunkle Farben = lösen Blockaden

Schmutzige Farben = werde wieder klar in dir, denn du bist emotional auf einer falschen Spur

Engelzahlen

Es gibt kosmische Zahlen, die man gut auch als Engelzahlen bezeichnen kann. Diese Zahlen basieren auf kosmischen Zusammenhängen und Gesetzen. Sie tauchen immer wieder einmal bei Beratungsgesprächen, in Träumen oder in Engelbotschaften auf. Deshalb möchte ich an dieser Stelle wenigstens kurze Deutungsvorschläge anbieten.

- 1 = Einheit, richtige Entscheidung
- 2 = Weg zu dir ins Innere, als auch der Weg im Äußeren
- 3 = Vollkommenheit (auch Dreifaltigkeit)
- 4 = Unsere Aufgaben
- 5 = Pause (machen)
- 6 = Liebe (du hast einen großen Schritt getan)

7 = Neue Pläne
8 = Verirre dich nicht; komm wieder in Fluss
9 = Zukunftspläne
666 = Speichert besonders viel Liebeskraft. Hat jemand Angst, so kann sie negativ wirken. Die Kraft und Heilkraft der Tiere.
999 = bedeutet gar nichts!
Freitag, der 13. = hat in Wirklichkeit ebenfalls keine Bedeutung.

- Es gibt eine Reihe von zusätzlichen Aspekten und »Hilfsmethoden«, um Engelbotschaften besser zu verstehen und Kräfte zur Heilung besser aktivieren zu können.
- Sie sind jedoch sekundär, nicht primär. Zunächst sollte man die zentralen Methoden – Schutzengelmeditation, eigener Kontakt zu den Engeln und Öffnung für Engelbotschaften – geübt haben und darin einigermaßen firm sein.

18.
Cosmogetic: Selbst Engelbotschaften übermitteln und geistige Heilarbeit leisten

Der Ansatz der Cosmogetic-Ausbildungen mit Fragen an künftige Heiler, um eine lichtvolle Grundlage für die energetische Heilarbeit aufzubauen. Erkenntnisübung zur richtigen »Anbindung« des Heilenden an die Heilkraft des Lichtes.

In diesem letzten Abschnitt des Buchs »Heilung mit der Kraft der Engel« möchte ich Ihnen meinen persönlichen Ansatz zur geistigen Heilarbeit und einer verantwortlichen, fundierten Ausbildung näherbringen. Es handelt sich vor allem um Vorschläge, um eine höhere Aufmerksamkeit und Bewusstheit bei der Beratung und der Ausführung von geistigen Heilvorgängen zu entwickeln. Ich möchte mit den Ausbildungsangeboten Menschen darin unterstützen, eigene Engelbotschaften zu empfangen bzw. (wenn sie HeilerInnen sind) an Klienten zu übermitteln.

Einstieg

Achten Sie darauf,

- dass Sie bzw. der Klient seine Herzensfragen klar formuliert, denn sonst können Sie bzw. der Klient Antworten und Hinweise aufgrund des vorherrschenden gedanklichen Chaos nicht begreifen;
- dass Sie bzw. der Klient sich auf wenige Fragen beschränkt, denn sonst fällt es uns allen schwer, den Kern unserer Aufgabe in diesem Lebensabschnitt und die Botschaft der Engel dafür wirklich zu begreifen;
- dass Sie sich selbst gegenüber bzw. der Klient Ihnen gegenüber ehrlich und aufrichtig ist und dass die Anliegen klar geäußert werden. Seien Sie im Umgang mit Klienten achtsam bei Bemerkungen wie: »Sie müssen doch sehen, was ich fragen will.«

Sollte Ihnen ein Klient nicht in die Augen schauen können, sehr unruhig sein, sich widersprechen und die Engelbotschaften überhaupt nicht annehmen wollen, so können sich dahinter psychische Probleme verbergen, auf die Sie sich nicht einlassen sollten.

Aspekte für Umgang mit Klienten

- Sprechen Sie gedanklich ein Schutzgebet für lebende, Ihnen bereits bekannte Personen, die für die Beratung eine Rolle spielen.
- Sprechen Sie ein Schutzgebet für lebende, Ihnen nicht bekannte Personen am Beginn Ihres Arbeitstags.
- Bewahren Sie im Gespräch immer Klarheit und Führung.
- Klären Sie Klienten über mögliche Missverständnisse auf, wenn er diese aufnehmen will.
- Verlassen Sie sich immer auf die Engelbotschaft, und erinnern Sie sich daran, dass das Ihre Hauptaufgabe ist. Sie können einem Klienten nur einen Impuls geben und sollen ihn in seinem Denken, Fühlen und Tun frei lassen.
- Sollte eine Begegnung Sie negativ berühren, so nehmen Sie innerlich Abstand vom Klienten, besinnen Sie sich auf Ihre Bauchatmung und sprechen und fühlen Sie: »Ich glaube an die Liebe, ich glaube an das Licht, der Heilige Geist umgibt mich.« So haben Sie die nötige Kraft und Klarheit, um diesem Menschen im Licht zu begegnen.

Grundfragen an Heiler

Wenn Sie einen Heiler bzw. eine Heilerin aufsuchen, dürfen Sie diese Fragen auch als eine Art Qualitätsmaßstab verwenden.

Diese Fragen sollte man auch, wenn man als HeilerIn auftritt, für sich selbst, klar und wahrhaftig beantworten können.

Was ist Heilen? = Einen Impuls geben.

Was ist Hellsehen? = Die Wahrnehmung feinstofflicher Energie.

Was ist ein Engel? = Ein himmlischer Helfer an deiner Seite.

Was ist Energie? = Lebenskraft

Was ist die Aufgabe eines Heilers? = Dem Menschen einen Entwicklungsimpuls geben.

Was ist Vertrauen? = Die Zuversicht, dass der Kosmos dir intuitiv hilft.

Was ist freier Wille? = Eigene Authentizität, innere Wahrheit leben.

Was ist Selbstliebe? = Sich selbst zu genügen ohne Ansprüche im Außen.

Was ist Demut? = Im Sinne des freien Willens annehmen, was ist; Respekt vor dem Leben; Liebe, die im Göttlichen verankert ist; Dankbarkeit für die Existenz.

Was ist Ego? Die wirkende Ich-Kraft.
- Positives Ego = Verantwortung für sich selbst tragen.
- Negatives Ego = Abwehr von und Abgrenzung zu Mitgefühl.

Was ist Liebe? = Mein Einklang mit der Welt; die eigene Demutshaltung zum freien Willen des anderen.

Was sind Selbstheilungskräfte in einem Menschen? = Die Bereitschaft und die Fähigkeit, sich entwickeln zu wollen; die Energie der Selbstliebe, die uns weiterbringt; das Erwachen des göttlichen Funkens in uns; Wissen um Ganzheit.

Kann jeder Mensch heilen? = Liebe heilt immer; ja, denn das göttliche Licht ist in jedem.

Kann jeder hellsehen? = Jeder, der bereit ist, die Schönheit im anderen zu sehen, kann hellsehen; jeder tut es bereits, es muss einem nur bewusst werden.

Was ist Seele? = Das Gefühl, man selbst zu sein; der Göttliche Funke auf dem Weg ins Licht; ein Platz, an dem ich weiß: »Ich bin!«; auch Gefühl, Liebe, Energie.

Was ist Geist? = Gedanke, Klarheit, Wille; der liebevolle Begleiter der Seele zum Ganzen; die eigene Wahrheit.

Was ist Körper? = Tat, Tatkraft, manifestierte Absicht, Materie und Form.

Was ist Spiritualität? = Beschäftigung mit dem Leben; der Weg zum Miteinander; Glaube und Wissen um die geistigen Welten.

Was kann man von Engelbotschaften erwarten bzw. nicht erwarten?

Der freie Wille

ist ein Geschenk Gottes und darf weder von Menschen noch von Engeln angetastet werden. Das bedeutet, dass die Engel keine Ja- und Nein-Antworten geben dürfen, weil der Mensch sonst in seiner freien Entscheidungsmacht eingeschränkt würde. Deshalb ist es psychologisch wichtig, sich selbst klarzumachen bzw. dem Klienten aufzuzeigen, welche Möglichkeiten die eigene Willensfreiheit bietet, um uns bzw. ihn aus Ohnmacht, vermeintlicher Unfähigkeit und einem Marionettendasein herauszuführen.

Flexibilität

ist Voraussetzung für die Umsetzung des freien Willens. Der Heiler sollte immer in der Sicherheit seiner Engelbotschaft bleiben, um den Klienten in seinem Denken, Fühlen und Handeln richtig verstehen zu können und ihn an die Kraft seines freien Willens zu führen. Denn eine wahre, richtige Entscheidung kann ein Mensch nur aus klarem Denken und stimmigem Fühlen treffen und verwirklichen.

Berufliche Entscheidungen

Ein Engel darf Impulse für die richtige Richtung geben und Ihre Fähigkeiten bzw. die des Ratsuchenden zum heutigen Zeitpunkt aufzeigen. Wie lange jemand aber braucht, um ein Ziel zu erreichen, und was das für ein Ziel ist, kann nur der Mensch selbst – bewusst oder unbewusst – entscheiden!

Private Entscheidungen

Ein Engel wird nicht sagen dürfen: »Verlasse diesen Menschen« oder »Bleibe bei diesem Menschen«. Er wird Sie bzw. Ihren Klienten vielmehr im eigenen freien Willen unterstützen und einen Impuls für die richtige Richtung vorgeben. Er wird zum Beispiel sagen oder (auch symbolisch) zeigen: »Du hast hier noch eine Aufgabe.« Nicht aber: »Du musst hier bleiben.« Er wird vermitteln: »Folge deinem inneren Weg«, nicht aber: »Geh weg von dort.« Diese Aussagen gelten für Beziehungen, aber auch für Umzüge, Arbeitsplatzwechsel und dergleichen mehr.

Loslassen

vollzieht sich nicht durch den Abbruch aller Brücken hinter einem, sondern durch Segnungsarbeit und die damit verbundene Abgabe des Themas an die lichtvolle, geistige Welt. Aufgrund der Entkrampfung, die dadurch erfolgt, sind wir in der Lage, ein neues bzw. tieferes Urvertrauen zu entwickeln und die Augen für neue Möglichkeiten und Lösungen offen zu halten.

Geduld

ist eine besonders wichtige Eigenschaft für die Entwicklung der spirituellen Persönlichkeit und für eine dauerhafte göttliche Anbindung. Geduld ist ein Zeichen für Urvertrauen. Durch diese Eigenschaft löst man Verkrampfungen und Verhaftungen und erhöht die Bereitschaft, dass sich Lösungen in Übereinstimmung mit dem göttlichen bzw. kosmischen Plan »wie von selbst« ergeben. Geduld ist die Grundlage für unsere göttliche Anbindung und unser inneres Wachstum.

Medizinische Tätigkeit im Gesundheitswesen

Ein Heiler darf keine medizinischen Aussagen machen, zum Beispiel im Hinblick auf Diagnose, Therapieverfahren (etwa betreffs einer Operation) und Notwendigkeit sowie Einnahme von Medikamenten. Es sei denn, dass er seine Einblicke dem behandelnden Heilpraktiker, Arzt oder Psychotherapeuten gegenüber macht und dieser dann entsprechende Aussagen gegenüber Klient bzw. Patient zum Ausdruck bringt und auch verantwortet! Bei allen gesundheitlichen Belangen hat der Heiler die Möglichkeit, durch die lichtvolle geistige Welt aus der geistigen und seelischen Sicht (Selbst-)Heilkräfte zu aktivieren und auf eine ganzheitliche sowie feinstoffliche Weise die (Selbst-)Heilung zu unterstützen.

Hilfreiche Fragestellungen dabei sind zum Beispiel:
- geistige Sicht: »Was denkt der Mensch falsch?« (»Ich bin nichts wert«; »Mir stößt immer etwas zu.«)
- seelischer Hintergrund: »Was erschreckt den Menschen?« (alte Schockprägungen)

Hilfreiche Unterstützungsmaßnahmen sind
- Engelbotschaften
- energetische Übungen
- Meditationsübungen
- Gebete und Segnungen
- Handauflegen

Herzöffnung und Selbstliebe

Achten Sie darauf, dass Sie Ihr Herz in erster Linie für sich selbst öffnen. Denn dann sind Sie so stark in sich, dass Sie mit offenem Herzen auch anderen Menschen begegnen können, ohne verletzt zu werden. Immer, wenn Sie sich in einer kritischen Phase befinden, erinnern Sie sich daran, dass Sie Ihr Herz noch mehr für sich selbst öffnen und sich innerlich so umarmen, wie Sie ein Kind umarmen würden.

Vergangenheit – Gegenwart – Zukunft

Der Mensch sollte seine Zukunft aus der Gegenwart heraus gestalten. Vergangenheitsbewältigung findet ebenfalls in der Gegenwart statt. Deshalb beziehen sich alle Engelbotschaften auf das Hier und Jetzt! Geben Sie, wenn Sie Engelbotschaften übermitteln, dem Menschen einen Impuls für die Gegenwart. Alles andere entfaltet sich mit göttlichen Kräften ganz von selbst.

Engelnamen

Ich bin schon darauf eingegangen, möchte diesen zentralen Punkt jedoch gerne wiederholen. Lichtwesen können nur die Menschen einen Namen geben, denn Lichtwesen haben eigentlich keinen Namen. Engel sind keine individualisierten Persönlichkeiten in unserem Sinne, sondern wirken in der Verankerung und Besinnung auf ihre Aufgaben für ihren jeweiligen Schützling (so wirken unsere Schutzengel) oder für die lichtvollen Eigenschaften von uns Menschen (so wirken die Erzengel).
Die Engel haben in ihrem Energiefeld eine Schwingung, und die hellhörigen Menschen interpretieren diese als einen Ton und denken sich einen Namen aus. Es ist in Ordnung für die Engel, ihnen Lieblingsnamen zu geben, wenn der Mensch meint, sich so mit ihnen besser verbinden zu

können, aber tatsächlich braucht die geistige Welt dies nicht. In solchen Fällen ist es für Kinder empfehlenswert, Blumennamen für ihre Schutzengel auszuwählen, denn so werden sie mit der Kraft des Himmels und der Erde zusätzlich verbunden. Aber notwendig ist es nicht.

Ein Engel in weiblicher oder männlicher Gestalt

zeigt sich deshalb so, weil dieses Bild mit einer Botschaft für den Schützling verbunden ist. Die Engel haben keine eigene Geschlechtsorientierung, sondern sie sind feinstoffliche Lichtwesen, die ihre Gestalt immer wieder an die jeweilige Botschaft anpassen und sich deshalb in ihrer Gestalt auch verändern können. Ihre Grundqualität bleibt natürlich immer vorhanden, denn diese entspricht dem Grundwesen ihres Schützlings. Die geschlechtsspezifische Gestik des Schutzengels hat grundsätzlich etwas mit der Lebensaufgabe seines Schützlings zu tun, siehe männliche gestalterische Kräfte oder weibliche Aufgaben, und trifft keine Aussage über das Geschlecht des Schutzengels oder des Menschen.

Kontrollzwang

Menschen wollen immer alles wissen. Achten Sie als Berater jedoch darauf, dass Sie dabei nicht einen vielleicht existenten Kontrollzwang des Ratsuchenden befriedigen (der sich zum Beispiel durch unruhige oder sich ständig wiederholende Fragen bemerkbar macht), sondern dass Sie einem natürlichen Bedürfnis, Dinge zu verstehen, nachkommen, durch eigenes ruhiges, vertrauenswürdiges Verhalten.

Sexualität

1. Wenn Menschen Fragen nach Sexualität stellen, werden die Engel diese Menschen zum Thema Vertrauen führen. Denn zu unserer irdischen Leiblichkeit können sie nichts sagen, sondern nur zu unseren Motiven. Freude an Sexualität hat nämlich zum Beispiel auch etwas mit Urvertrauen und Loslassen zu tun.
2. Sogenannte heilige, reine Sexualität ist aus der geistigen Sicht von Freude und Vertrauen erfüllt. Vor diesem Hintergrund ist jede Art von Sexualität, wenn es beiden Menschen guttut, völlig in Ordnung und rein, weil ihre Gefühle und Absichten ehrlich und rein sind.
3. Wenn man Sexualität ablehnt, ganz gleich aus welchen Gründen, stehen dahinter selten echte Gründe (außer bei Krankheiten), die diese Ablehnung rechtfertigen. Vielmehr gibt es eine Ausflucht vor der Entwicklung von wahrem, auch intimem Vertrauen. Abstinenz in der heutigen Zeit erfüllt keinen höheren geistigen Sinn.

Der Weg zu einer Antwort auf die Frage nach Sexualität kann auch mit vielschichtigen Fragen und Antworten verbunden sein, die dahinter bzw. darunter liegen. Deshalb sollten wir nicht zu weit von der Kernfrage abschweifen, sondern uns immer von der Engelbotschaft, die wir erhalten, führen lassen.

Zweifel

verhindert die Entwicklung des Guten und fühlt sich lähmend an bzw. wirkt energetisch lähmend.

a) Gedanken = Beobachten Sie Ihre Gedanken.
b) Gefühle = Lassen Sie immer liebevolle Gefühle überwiegen.
c) Tun = Verwirklichen Sie auch Dinge, um in Ihrer eigenen spirituellen Entwicklung weiterzukommen.

Phasen, in denen sich Entwicklungsstufen wiederholen, werden Ihnen immer wieder begegnen, damit Sie aus Ihrer derzeitigen Entwicklung noch weiter voranschreiten können.

Erkenntnisübung von Erzengel Gabriel

Diese Übung hilft sowohl dem Menschen, der sich selbst heilen möchte, als auch der Person, die als Heiler oder Heilerin wirkt, sich zu reinigen und zu klären. Das ist ja eine Voraussetzung zur Heilung. Ich habe diese Übung von Erzengel Gabriel erhalten. Mit Hilfe dieser Ursprünge sehen Sie Entwicklungshindernisse und Blockaden, die es vielleicht gibt, leichter und deutlicher. Sie erkennen auch besser, wie sich solche Hindernisse überwinden lassen bzw. wie Sie sich von solchen Blockaden und Mustern einfacher lösen können. Erzengel Gabriel hilft

Ihnen damit, Ihre eigene Meisterschaft zu entwickeln. Die Übung wird im Sitzen durchgeführt und dauert etwa eine halbe Stunde. Ich führe sie hier nur in Stichwörtern an.

ERKENNTNISÜBUNG

- Atme 3 x durch.
- Lade deinen Schutzengel ein: »Mein lieber Schutzengel, sei bitte bei mir und wirke in allem, was ich tue.«
- Entspanne den Körper von unten nach oben.
- Spüre, ob du im Körper einen Schmerz oder einen dunklen Fleck empfindest. Falls ja, fühle dort hinein.
- Spüre dein Herzchakra warm und weich.
- Stelle die Frage bzw. nimm bewusst wahr: »Wo genau (eher links oder rechts, oben oder unten, in der Mitte) ist gerade dieser Schmerz im Herzchakra gespeichert?« (Alle Schmerzen, die im Körper zu spüren sind, sind mit ihren Ursachen auch im Herzchakra gespeichert.)
- Frage in den Herzraum hinein: »Wann ist dieses Gefühl, dieser Schmerz zum ersten Mal aufgetaucht?«
- Beobachte die Bilder oder Erinnerungen, die auftauchen. (Es wird fast immer auch ein Bild eines kleinen Kindes auftauchen!)
- Sprich nun zu deinem Selbst bzw. zu deinem inneren Kind ein heilsames Segensgebet: »Ich weiß, dass du die Liebe und Fülle, die du gebraucht hast, nicht bekommen hast. Aber du sollst wissen, dass du diese Liebe und Fülle nur von der lichtvollen, geistigen, göttlichen Welt bekommen kannst! Schau, ein lichtvoller, göttlicher Strahl

fließt auf dich herunter. Nimm ihn an und lasse dich von ihm erwärmen.«
- Lass dir und deinem Selbst bzw. deinem inneren Kind eine Erlebnispause, um das Licht und die Wärme und Liebe nachwirken zu lassen.
- Jetzt wendest du dich erneut an dein Selbst bzw. inneres Kind: »Hinter dir steht dein Schutzengel und umhüllt dich mit seinen Flügeln. Genieße seine Hülle. Du wirst geliebt!«
- Stelle dir vor (oder spüre sogar unmittelbar): Ein lichtvoller Strahl fließt auf dich herunter. Spüre ihn wie einen Wasserfall, welcher wellenartig durch deinen tiefen Atem in deine Füße fließt, in deine Beine, in deinen Unterleib, in deinen Rücken, in deinen Bauch, in deine Brust, in deinen Nacken und Hals, in deinen Kopf.
- Schicke die Heilkraftwelle dann dorthin, wo du es willst.
- Lege kleine Erlebnispausen ein.
- Zum Abschluss der Übung lächelst du nun nacheinander deinen sieben Chakras zu, von oben nach unten, um wieder ganz auf der Erde »zu landen«.
- Zum Abschluss: Spüre im Herzchakra das lichtvolle Kreuz. Du atmest tief ein, wobei sich in deiner Vorstellung ein Lichtkreuz nach oben entfaltet, in den Himmel; du atmest aus, das Lichtkreuz geht nun tief in die Erde hinein. Beim weiteren Atmen entfaltet sich das Kreuz nun nach links bzw. nach rechts.
- Danach nimmst du erneut einen Lichtkreis wahr, der sich wie ein Schutzkreis um dieses Kreuz legt, das dich in deine Mitte bringt und zugleich mit Himmel, Erde und Welt verbindet.

- Beende diese Meditation (und jede Meditation), indem du dein Herzchakra anlächelst und zu dir selbst innerlich sagst: »Ich liebe mich.«
- Nun atmest du wiederum 3 × tief durch und kommst richtig wieder im Hier und Jetzt an.

Mit dieser Übung kann Ihr Unterbewusstsein erkennen, dass Sie Liebe nicht irgendwo außen erwarten oder holen müssen und sollen, sondern dass die Liebe bereits in Ihnen ist und Sie sich diese Liebe mit Hilfe der Engel selbst zufließen lassen können. Sie bitten speziell Ihren Schutzengel, auch mit dazuzukommen. Da diese Übung von Erzengel Gabriel stammt, ist er indes immer auch »unaufgefordert« anwesend und wirkt besonders in der Energie des Wasserfalls.

- Menschen, die als Heiler bzw. Heilerin tätig sein möchten, sollten eine stabile Persönlichkeit besitzen.
- Heiler sollten immer offenbleiben für neue Informationen und Hinweise und jedes einseitige Denken vermeiden.
- Echte HeilerInnen glauben nicht, dass sie alles und jeden heilen könnten.
- Heiler brauchen die rationale Vernunft, eine stabile eigene emotionale Verfassung und auch selbst einen einigermaßen gesunden Körper (da sie die Heilkraft auch in sich erkennen und aktivieren können).

Wichtige Hinweise zur Verantwortung von HeilerIn und KlientIn

Jeder Klient trägt mindestens 50% am Genesungserfolg durch seine eigene Freiheit und seine eigene Verantwortung bei. Jeder Heiler hat mit seinen Heilimpulsen, mit seiner Überzeugung über einen lichtvollen Lebenssinn und mit seinem Vertrauen auf die göttliche Stärke in jedem Menschen höchstens 50% Verantwortung bzw. Anteil am Genesungserfolg.

Wir haben als Heiler nicht die Aufgabe, Menschen noch mehr zu bemitleiden, sondern mit ihnen zu fühlen und ihnen eine lichtvolle Engelbotschaft zu überbringen. Dann haben wir unsere Verantwortung erfüllt, alle uns offenstehenden Möglichkeiten ausgeschöpft, und wir sind vor dem Licht wahrhaftig geblieben.

Der richtige Zeitpunkt im Reifeprozess des Menschen ist oft ausschlaggebend dafür, dass, ob und wann ein Mensch seine Botschaft annehmen kann!

Für die Entwicklung einer spirituellen Persönlichkeit und einer gesunden Abgrenzung zu einer vielleicht negativen Polarität des anderen ist es unbedingt notwendig, etwa bestehende Koabhängigkeiten zu den eigenen Eltern, Partnern und Kindern zu heilen, denn erst dann kann man eine ehrliche, liebevolle Beziehung zu sich selbst und zu anderen aufbauen.

HeilerInnen werden neben der Bemühung um Linderung von Beschwerden und Symptomen und der Suche und Heilung von deren Ursachen auch immer die Eigenverantwortung von Klienten und Patienten fördern.
Es ist jedoch ebenso verständlich nachvollziehbar und legitim, dass Menschen, die unter körperlichen, seelischen oder geistigen Beschwerden leiden, Naturheilpraxen, Arztpraxen und psychologische Praxen aufsuchen, um sich dem Rat und der Hilfe von Fachleuten anzuvertrauen.

Cosmogetic

Cosmogetic ist eine Lehre von der Wirksamkeit der kosmischen Energie und wie man lichtvolle geistige Heilkräfte aufnehmen und einsetzen kann. Diese Lehre beruht auf den eigenen Erfahrungen von sieben Jahren Heilarbeit; sie ist nicht angelesen oder aus anderen Lehren übernommen. Cosmogetic ist ein Wissen, das ich unmittelbar von den Engeln erhalten habe. Cosmogetic ist in seiner Entwicklung noch nicht abgeschlossen. Neues und Spezielles kommt laufend hinzu. Diese Lehre erhebt auch keinen Anspruch auf eine einzige und alleinige Wahrheit. Sie ist mit keinerlei Glaubensregeln oder Dogmen irgendeiner Art verbunden. Andere Heilwege und Therapieformen können und sollen genauso verfolgt werden.
Cosmogetic versteht sich als spirituelle Ergänzung, als eine Art der geistigen Komplementärmethode, als eine wunderbare Möglichkeit, Heilkräfte für sich und für andere, zum Beispiel für Klienten, zu entdecken, zu fördern und anzu-

wenden. Das Cosmogetic-Institut im Bodenseekreis besteht seit vier Jahren und bietet verschiedene Ausbildungen an.

Mein Wunsch für die Zukunft

Jedem Leser und jeder Leserin wünsche ich einen gesegneten und freien Lebensweg. Ich hoffe, dass Sie viele nützliche Impulse für Ihren persönlichen Weg aus diesem Buch mitnehmen und in der Alltagspraxis heilsam anwenden können. Ich wünsche Ihnen, dass Sie in Ihrem Leben Ihre Erfüllung finden und glücklich sind.

Anhang

Hinweise zu rechtlichen Grundlagen der geistigen Heilarbeit

Da mich immer wieder zahlreiche Menschen nach rechtlichen Grundlagen für Heilarbeit fragen und ich aber keine Juristin bin, drucken wir hier als *Informationsangebot* einen Text ab, der im Zuge eines Verfahrens öffentlich gemacht wurde.

Die derzeitige Rechtslage in Deutschland ermöglicht eine komplementäre Zusammenarbeit zwischen Ärzten, Heilpraktikern und Heilern. Diese Hinweise erfolgen **ohne Gewähr** dafür, dass sie zum Zeitpunkt der Veröffentlichung noch zutreffen! Sie dienen hier dazu, einerseits auf die komplexe Rechtslage aufmerksam zu machen und andererseits LeserInnen, die selbst als HeilerInnen arbeiten möchten zu ermuntern, die jeweils gültigen Rahmenrichtlinien zu Beratung und Geistheilung kennenzulernen und zu nutzen.

Nach langen Jahren juristischer Auseinandersetzungen wurde für Heiler in Deutschland ein entscheidender Qualitätssprung in der Rechtsprechung erreicht: Geistig-spirituelles Heilen ist per Entscheidung des Bundesverfassungsgerichtes vom 2. März 2004 ohne Heilpraktiker-Erlaubnis möglich.

Bislang galt in Deutschland: Geistiges Heilen war zwar im Grundsatz erlaubt, wer aber berufsmäßig oder gewerblich Heilkunde betrieb, musste dazu Arzt oder Heilpraktiker sein. Die Entscheidung des Bundesverfassungsgerichtes erlaubt nun geistig-spirituelles Heilen, welches der Aktivierung der Selbstheilungskräfte dient, ohne Heilpraktiker-Erlaubnis. Um sicherzustellen, dass Patienten/Klienten nicht an Scharlatane geraten, die sie unter Vortäuschung ärztlicher Kenntnisse von notwendiger medizinischer Versorgung abhalten und dadurch deren Gesundheit gefährden, gilt jedoch nach wie vor ein Grundsatz: Der Heiler/die Heilerin weist vor Beginn der Behandlung darauf hin, dass geistig-spirituelles Heilen kein Ersatz ist für die Behandlung von Ärzten und Heilpraktikern und stellt demzufolge keine Diagnosen.

Die im DGH als Mitglieder eingetragenen HeilerInnen verstehen sich als komplementär, sprich: ergänzend zu allen anderen anerkannten Heilberufen, wie Ärzten, Therapeuten und Heilpraktikern, also ausdrücklich nicht als alternativ im Sinne von entweder-oder. So nimmt es nicht wunder, dass auch Ärzte, Physiotherapeuten oder HeilpraktikerInnen Mitglieder des DGH sind. Geistig-spirituelle Heilmethoden sollen ergänzend zu den genannten anerkannten Heilmethoden jedem Menschen zur Verfügung stehen, der diese wünscht.

Die Grundsatzentscheidung des Bundesverfassungsgerichtes macht nun die Zusammenarbeit zwischen den verschiedenen »Sparten« ganz unkompliziert möglich. Der Arzt beispielsweise diagnostiziert und therapiert die Krankheit bzw. Leiden und übernimmt hierfür die Verantwortung. Er kann jedoch einen Patienten ergänzend HeilerInnen empfehlen – ohne dies beaufsichtigen zu müssen –, da laut der neuen Rechtsprechung geistig-spirituelles Heilen ausdrücklich keine medizinische Behandlung, sondern der Seelsorge oder der Religionsausübung mit dem Ziel der Aktivierung der Selbstheilungskräfte zuzuordnen ist.

Kurzinformation zu Zielen und Aufgaben des DGH:

Der Dachverband Geistiges Heilen e. V. (DGH) wurde am 18. Februar 1995 gegründet. Er ist ein Zusammenschluss von Heilern, Heilerverbänden, Ärzten, Heilpraktikern, Patienten und engagierten Laien. Der DGH vertritt heute mehr als 5000 Heiler und Heilerinnen – die Mitgliedsverbände eingerechnet.

Sein Ziel ist es, geistiges Heilen als selbstverständlichen Bestandteil in das Gesundheitswesen zu integrieren, so wie es in anderen europäischen Ländern längst üblich ist. Geistiges Heilen bietet zusätzliche Möglichkeiten für Hilfesuchende und steht nicht in Konkurrenz zu anderen Heilweisen. Mit der Grundsatzentscheidung des Bundesverfassungsgerichts vom 2. März 2004 ist es gelungen, bis

dahin bestehende Rechtslage zu verändern und geistiges Heilen zu legalisieren.
Der Dachverband Geistiges Heilen e. V.:

- setzt sich ein für die Integration Geistiger Heilweisen in das Gesundheitssystem;
- hat mit der Grundsatzentscheidung des Bundesverfassungsgerichts vom 2. März 2004 erreicht, dass Heiler neben Ärzten und Heilpraktikern legal und gleichberechtigt arbeiten und Patienten ihre Therapieform frei wählen können;
- klärt auf über Möglichkeiten und Grenzen geistig-spirituellen Heilens und vermittelt kostenlos HeilerInnen, die DGH-Mitglieder mit durch den Verband anerkannter Qualifikation sind, an Hilfesuchende;
- vertritt die Rechte von Patienten/Klienten ebenso wie die von HeilerInnen in Deutschland;
- berät seine Mitglieder kostenlos in Rechtsfragen zum Heilen;
- überwacht die Einhaltung eines Verhaltens- und Ethikkodexes, der für alle praktizierenden DGH-Mitglieder verbindlich sind.
- führt Forschungsprojekte zu geistigen Heilweisen durch, dokumentiert Heilerfolge und sucht die Zusammenarbeit mit Ärzten und Kliniken.

Verona Gerasch (im Vorstand des DGH für Öffentlichkeitsarbeit verantwortlich)
Journalistin/PR-Beraterin und selbst als Heilerin mit eigener Praxis tätig
Dorfbachstraße 31, 78655 Dunningen

Weitere Information:
Geschäftsstelle DGH, Steigerweg 55, 69115 Heidelberg, Telefon: 06221/191606, Mail: info@dgh-ev.de, www.dhg-ev.de

Geistiges Heilen ist auch ohne Heilpraktiker-Erlaubnis möglich

Ein langer Weg bis zur Entscheidung des Bundesverfassungsgerichtes:

Geistiges Heilen

Hinweise auf geistiges Heilen finden sich seit Menschengedenken in allen Kulturen. Erst mit der Entstehung der modernen Wissenschaften und dem Rückgang des Glaubens an die Magie im Bewusstsein des Menschen trennte sich das Heilen von der Religion und von den Riten des Alltags.
Die Methoden und Möglichkeiten der Schulmedizin in den vergangenen Jahrzehnten sind enorm und unbestritten! Wohl jeder von uns geht bei Zahnschmerzen zu einem Zahnarzt, lässt ein gebrochenes Bein schienen oder einen vereiterten Blinddarm operativ entfernen ... Unzufrieden jedoch sind wir damit, ausschließlich auf Körperfunktionen beschränkt und ausschließlich mit Apparaten und Medikamenten »versorgt« zu werden. Jeder Mensch hat den

Wunsch und das Recht, als Ganzes gesehen und behandelt zu werden.

Wer ganzheitlichen Heilweisen offen gegenübersteht, bringt Verständnis für Zusammenhänge auf, die alle Ebenen des Lebens und somit alle Ebenen des Genesens und Heil-Werdens betreffen: Körper, Geist und Seele.

Die Bandbreite geistiger, spiritueller, energetischer Heilweisen ist groß. Für den Hilfesuchenden ist es relativ unerheblich, ob ihm ein nach englischer Schule ausgebildeter Heiler die Hände auflegt, ob Reiki-Energie wirkt, ob Huna oder die christliche Krankensalbung praktiziert wird.

Es ist im wahrsten Sinne des Wortes merkwürdig, dass jede Art des geistigen Heilens ihre Wirkung hat. Auseinandersetzungen und Streit über die einzig »richtige« Art erscheinen deshalb müßig. Haben alle Formen und Arten, alle Erfahrungen auf dem Gebiet spirituellen Heilens nicht einen gemeinsamen Ursprung, nämlich Gott?! Und so vielfältig wir Menschen in unserer Individualität sind, so verschieden unsere Wege – auch die zu Gott –, so verschieden sind unsere Zugänge zum Heilen und Heil-Werden.

Der Dachverband Geistiges Heilen e.V. versteht sich deshalb als ein »Haus«, in dem jeder, der geistige Heilweisen anwendet, praktiziert oder nutzt, sein »Dach über dem Kopf« finden kann – vorausgesetzt, ethisch-moralische Grundprinzipien werden anerkannt. Mehr als 5000 Mitglieder, Mitglieds- und Fördervereine sind mittlerweile unter diesem Dach vereint, was sicherlich nicht unerheblich zum Sieg vor dem Bundesverfassungsgericht beigetragen hat.

Mit der Grundsatzentscheidung des Bundesverfassungsgerichtes (AZ: 1 BvR 784/03; vollständiger Text als download auf der Webseite www.dgh-ev.de) ist geistiges Heilen in Deutschland ohne Heilpraktiker-Erlaubnis möglich. Gemeinsames Ziel der Heiler muss es nach wie vor sein, geistiges Heilen als gleichberechtigt neben anderen anerkannten Behandlungs- und Therapieformen zu praktizieren, ja, die Zusammenarbeit mit Ärzten, Kliniken, Heilpraktikern zu suchen. Lassen Sie uns geistige Heilweisen und Heilerfolge dokumentieren und erforschen – zum Nutzen aller.

In England haben Untersuchungen der Krankenkassen ergeben, dass Geistheiler z.B. bei chronischen Schmerzpatienten eine erhebliche Reduzierung von Schmerzmitteln herbeigeführt haben. Dort arbeiten Heiler ganz offiziell, anerkannt und erfolgreich mit Ärzten und in Krankenhäusern.

Die Kosteneinsparung im deutschen Gesundheitswesen allein durch Reduzierung des Medikamentenverbrauchs lässt sich auf jährlich 9 Milliarden Euro schätzen.
In den Niederlanden, der Schweiz und Großbritannien erstatten einige Krankenkassen Honorare für Geistheiler, um z.B. Kosten für Schmerzmittel zu sparen. In Deutschland werden auf Kulanzbasis bereits die Kosten der japanischen Form geistigen Heilens »Reiki« erstattet.
Auf diesem Wege sollten wir gemeinsam weitergehen.

(Auszug aus dem »Leitfaden Recht für Heilerinnen/praktizierende Mitglieder des DGH):

Geistiges Heilen ohne Heilpraktiker-Zulassung

Heiler, die Handauflegen praktizieren zur Aktivierung der Selbstheilungskräfte des Patienten, unterscheiden sich grundsätzlich vom Erscheinungsbild eines Arztes oder Heilpraktikers. Das Heilpraktikergesetz findet deswegen keine Anwendung. Gleiches gilt für Tätigkeiten, die religiöser Natur sind, oder rituelle Praktiken. Der innere Grund liegt darin, dass vom Heiler keine Diagnose gestellt wird.

Erlaubt ist/sind:

- die gezielte Krankheitsbehandlung, wenn die Diagnose vom Arzt/Heilpraktiker stammt. Der Arzt/Heilpraktiker darf also Patienten zum Heiler schicken.
- Der Heiler muss nicht in der Arztpraxis tätig werden. Er kann zu Hause arbeiten.
- Für den Arzt/Heilpraktiker ist das auch kein Problem, da er keine medizinische Verantwortung, sondern seelsorgerische Verantwortung überträgt.

Verboten ist/sind:

- Diagnosen, wie z. B. Analysen durch Radionik.
- Verordnung von Bachblüten, Essenzen oder anderen Mitteln, die als Heilmittel benutzt werden sollen.
- Werbung mit Krankengeschichten oder Dankschreiben.
- Werbung mit heilender Wirkung bestimmter Gegenstände.

Der Heiler ist dafür verantwortlich, dass der Patient ihn nicht für einen Arzt hält und geistiges Heilen nicht mit ärztlicher Heilkunde verwechselt wird. Aus diesem Grund verlangt das Bundesverfassungsgericht vom Heiler aufklärende Hinweise. Der Heiler hat dabei die Wahl:

- Entweder gibt er dem Patienten vor (!) dem Beginn der Behandlung ein entsprechendes Merkblatt, oder
- der Heiler bringt gut sichtbar (!) einen Aushang in seinem Behandlungsraum an, auf dem dieser Hinweis steht.

Der Aushang könnte folgenden Wortlaut haben:

> Geistiges Heilen dient der Aktivierung der Selbstheilungskräfte und ersetzt nicht die Diagnose oder Behandlung beim Arzt/Heilpraktiker.

Das Merkblatt sieht besser so aus:

> Geistiges Heilen dient der Aktivierung der Selbstheilungskräfte und ersetzt nicht die Diagnose oder Behandlung beim Arzt/Heilpraktiker.
> Mit meiner Unterschrift bestätige ich den Erhalt dieses Hinweises vor Beginn der Behandlung.
>
> _____
> *Ort   Datum   Unterschrift des Patienten*
> *(Bei Minderjährigen Unterschrift der Eltern)*

Ein einschlägiges Urteil vom deutschen Bundesverfassungsgericht zum Thema ist 2004 erschienen, nachzulesen unter

http://www.bverfg.de/entscheidungen/rk20040302_1bvr078403.html
(Frei für den nicht gewerblichen Gebrauch).

Anmerkungen

1. In meinem Buch *Erzengel,* das im Herbst 2009 im Knaur Verlag München erscheint, beschreibe ich diese sieben Erzengel sowie eine Reihe anderer Erzengel und Engel sehr viel ausführlicher. Im ENGELmagazin gehe ich in meiner regelmäßigen Kolumne auf die Hilfen durch Erzengelkräfte in allgemeiner Hinsicht an den jeweiligen einzelnen Wochentagen im Verlaufe eines ganzen Jahres ein.

2. Charles Haanel: *The Master Key System.* Neu übersetzt von Wulfing von Rohr, als Taschenbuch erschienen im Knaur Verlag im Frühjahr 2009

3. Aus: http://wiki.anthroposophie.net/Unterbewusstsein

4. Dr. Larry Dosseys Bücher sind auf Deutsch Mitte der neunziger Jahre erschienen, zum Beispiel: *Heilende Worte: Die Kraft der Gebete und die Macht der Medizin* sowie: *Wahre Gesundheit finden;* Die Medizin von Raum und Zeit – Ein Gesundheitsmodell. In den USA sind sie auch heute noch richtungweisend für die Diskussion über wirksame Formen des geistigen Heilens.

5. Der Wortlaut der Gebete ist identisch mit den Gebeten in meinem ersten Buch *Engel und die Neue Zeit* (erschienen als Taschenbuch im Allegria Verlag, Berlin 2009). Sie sind in diesem Wortlaut für mich feststehende Wortfolgen, die ich wegen ihrer bewährten Wirksamkeit hier auch nicht verändern wollte.

6. Die sogenannte Doppelgängerübung habe ich in meinem Buch *Engel und die Neue Zeit* beschrieben, ab S. 161 ff.

Buchhinweise, Kartensets, CDs

Bisher erschienene Bücher, Karten und CDs von Jana Haas

- **Engel und die Neue Zeit:** Heilwerden mit den lichten Helfern. Berlin 2004 (Allegria Verlag)
- **Jana Haas-Engelkarten** (44 Lichtbotschaften mit Anleitung). Berlin 2004 (Allegria Verlag)
- **Schutzengel-Kalender 2010** (Mit den Engeln durch das ganze Jahr, Tag für Tag geführt und behütet). München 2009 (Knaur Verlag)
- **Vortrag: Die 7 Erzengel,** CD 60′, Eigenverlag
- **Vortrag: Himmel und Erde und deren Heilkraft,** CD 60′, Eigenverlag
- **Vortrag: Das Jenseits:** Aufstieg in den Himmel, CD 60′, Eigenverlag
- **Vortrag: Karma** (Ursachen, Wirkungen und Loslassen aus geistiger Sicht) CD 60′, Eigenverlag

Bücher und CDs von Jana Haas in Vorbereitung

~ **Die Erzengel – führen, helfen, heilen.** Das große Erzengel-Buch zu allen wichtigen Engeln und Erzengeln; erscheint im Herbst 2009 im Knaur Verlag München; mit einer Meditations-CD

Bücher anderer Autoren

~ Wulfing von Rohr: *Engel – Boten des Himmels, Boten der Seele;* Stuttgart 2006 (Lüchow Verlag)
~ ders.: *Die Kraft der Engel,* Krummwisch 1996 (Königsfurt-Urania Verlag)
~ ders.: *Kleine Erleuchtungen. Anregungen für ein bewusstes Leben.* München, Sept. 2009 (Knaur Verlag)

Über die Autorin

Jana Haas, cosmogetic-institut, Hubenmühle 4, D-88634 Herdwangen-Schönach;
Tel. +49-(0)7552-938399, Fax +49-(0)7552-938626
E-Mail: anna@jana-haas.de;
Webseite: www.jana-haas.de

Neben Vorträgen, Engel-Meditationsabenden, Tageskursen und Wochenseminaren bietet Jana Haas seit drei Jahren zwei intensive Ausbildungen an. Inzwischen haben acht Gruppen diese Ausbildungen durchlaufen. Der Inhalt des Buches stützt sich also auf diese praktischen Erfahrungen. Die beiden erwähnten Ausbildungslehrgänge heißen *Energetischer Heiler* und *Geistiges Schauen*.
Zeitweise arbeitet Jana Haas beratend zur Erforschung von möglichen geistigen Hintergründen auch in der Praxis »Naturmedizin Bodensee« von HP Werner Wider in Überlingen am Bodensee mit. Mehr unter: www.naturmedizinbodensee.de
Im derzeit zweimonatlich erscheinenden ENGEL-Magazin (erhältlich in Buchhandlungen und am Kiosk) übermittelt Jana Haas tägliche Engelbotschaften, mit Alltagsdeutungen von Wulfing von Rohr. Mehr unter: www.Engelmagazin.de

Termine 2009/2010

Neben den regelmäßigen Engelabenden, Meditationen und Ausbildungen, die in Herdwangen im Bodenseekreis stattfinden, wird Jana Haas auch Vorträge und einige Seminare ab Juni 2009 an folgenden Orten anbieten (Stand 21.1.2009):

5. bis 7.6.	Zürich
9.6.	Gelsenkirchen
11.6.	Bad Honnef
26. bis 27.6.	München
26.6.	Rosenheim
14.10.	Stockach
15.10.	Wangen
22.10.	Ravensburg
16.11.	Bern oder Basel
17.11.	Freiburg/Brsg.
18.11.	Darmstadt
19.11.	Halle/Saale
20. bis 21.11.	Hannover
27. bis 29.11.	Zürich

2.12.	Rosenfeld
3.12.	Überlingen

Weitere Informationen über Zeiten, Veranstalter, Themen usf. bei: www.jana-haas.de und www.engeltage.org

Jana Haas
Schutzengel-Kalender 2010

Ein wunderschön gestalteter Jahresplaner mit himmlischen Unterstützungen, Anregungen, Gebeten und Übungen für jeden Tag des Jahres. Mit der positiven Kraft der Engel finden Sie Inspiration, Ruhe und inneren Frieden.

Mit Lesebändchen, Raum für Termine, Notizen und Jahresübersicht.

(Ab Juli 2009 im Handel erhältlich)

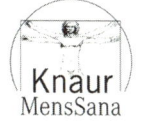

Sabrina Fox
Von Engeln begleitet

89 Karten, Anleitungsbuch und Satintuch

Wer kann mit den Engeln reden? Engel sind für jeden da – sie reden nicht nur mit Auserwählten. Sie werden uns zwar nicht unsere Probleme abnehmen können, doch sie raten uns zu neuen Wegen, machen Mut und begleiten uns auf den Schritten in ein erfüllteres Leben. Sabrina Fox weiß, dass die Kommunikation mit Engeln etwas ganz Natürliches ist und dass es viele Wege gibt, um mit ihnen Verbindung aufzunehmen: Ihre Engelkarten sind eine Hilfestellung und Unterstützung für alle, die regelmäßig mit der Engelwelt in Kontakt treten wollen.

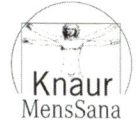

Glennyce S. Eckersley,
Gary Quinn

Engel

Himmlische Boten, Heiler und Beschützer

Engel begleiten uns in vielen Lebenslagen. Sie stehen uns beispielsweise als Helfer oder Beschützer, als Retter, Heiler oder Tröster zur Seite. Engelexpertin Glennyce Eckersley zeigt anhand vieler persönlicher Begebenheiten, wie Engel segensreich in unserem Leben wirken. Und sie gibt wertvolle Hinweise, wie wir mit den himmlischen Begleitern in Kontakt treten können, wenn wir Beistand benötigen.

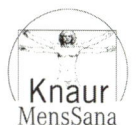